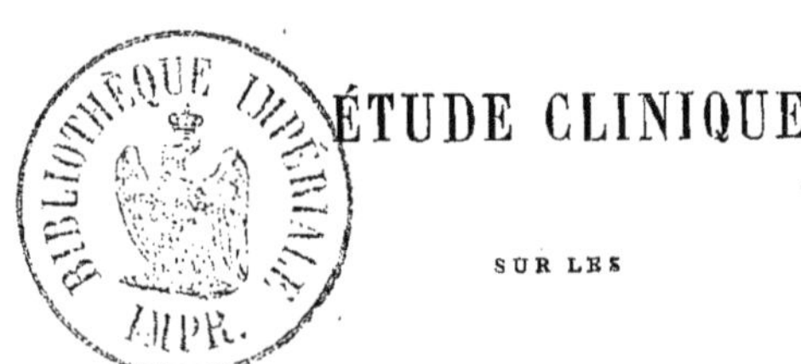


# ÉTUDE CLINIQUE

SUR LES

# PLAIES DU GLOBE OCULAIRE

PARIS —IMPRIMERIE BONAVENTURE ET DUCESSOIS, QUAI DES GRANDS-AUGUSTINS, 55.

# ÉTUDE CLINIQUE

SUR LES

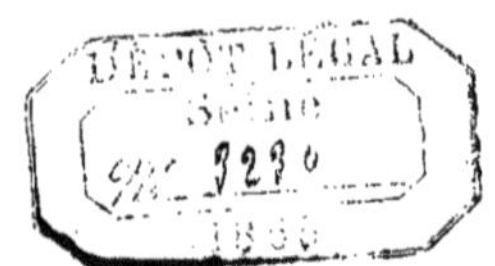


# PLAIES DU GLOBE OCULAIRE



PAR

LE DOCTEUR DUBLANCHET

PARIS

ADRIEN DELAHAYE, LIBRAIRE-ÉDITEUR

PLACE DE L'ÉCOLE-DE-MÉDECINE, 23.

1866

# AVANT-PROPOS

Ars medica tota in observationibus.
BAGLIVI.

Au moment de déterminer le choix d'un sujet de thèse, M. le professeur Jarjavay, à l'occasion d'un malade de son service, attira mon attention sur le désavantage que présentent la plupart des traités d'ophthalmologie, où les affections traumatiques de l'organe de la vision, au lieu de former un groupe naturel, sont réparties en autant d'articles distincts, sans rapport ni liaison entre eux, qu'il entre d'éléments divers dans la constitution de l'œil. Une telle méthode entrave nécessairement le progrès des connaissances sur cette matière, en faisant perdre de vue l'ensemble de la question ; bien plus, pour ne pas s'exposer à des redites fastidieuses, elle force à négliger ou à omettre des points importants parce qu'ils se rapportent à un trop grand nombre de sujets à la fois. Les parties qui composent l'œil sont tellement fines, délicates; elles ont entre elles une telle relation de continuité et de contiguïté, qu'il leur arrive rarement d'être blessées isolément ; il existe, au contraire, généralement des lésions complexes ayant une physionomie toute spéciale. Les auteurs du *Compendium de Chirurgie* ont certainement compris ce qu'il y avait de défectueux dans un pareil système, et, pour y remédier, ils ont réuni dans un seul groupe toutes les blessures oculaires. Malheureusement, la nature de l'ouvrage ne leur a pas permis de donner au sujet tout le développement qu'il comportait, et, vu les progrès si rapides de la science ophthalmologique, dans ces dernières années, ils n'ont pu faire autrement que de laisser des lacunes.

Je n'ai osé entreprendre cette tâche laborieuse et difficile, qu'assuré à l'avance des conseils éclairés de l'éminent professeur qui m'en a suggéré l'idée, et de l'appui gracieusement offert par deux praticiens des plus versés en ophthalmologie, M. Sichel et mon ami M. le docteur A. Desmarres.

C'est dans ces cliniques que j'ai pu acquérir une expérience personnelle qui me permît de chercher à élucider les points obscurs de la question. J'ai été à même, en effet, d'y observer presque tous les genres et toutes les variétés de plaies oculaires, de connaître un très-grand nombre de ces lésions, dans toutes leurs phases, en les suivant, soit sur le même malade, soit sur plusieurs, vus à des périodes différentes.

Ce travail est entrepris avec 140 observations dont 120 ont été recueillies par moi, tant dans ces deux cliniques que dans les divers hôpitaux ; le reste m'a été communiqué.

J'ai cru devoir dresser un Tableau analytique de toutes les observations que j'ai rapportées, pour faciliter les recherches et éviter de répéter, à l'occasion de chacune d'elles, la source où elle a été puisée.

# ÉTUDE CLINIQUE

SUR

# LES PLAIES DU GLOBE OCULAIRE

---

## PROLÉGOMÈNES

### Anatomie du globe oculaire.

Mon intention n'est pas de donner ici une description du globe oculaire, dans le but d'instruire sur l'anatomie ; mais simplement de signaler les faits qui pourront servir, soit à comprendre, soit à expliquer certains phénomènes concernant les plaies de cet organe.

Le globe oculaire est un sphéroïde irrégulier, suspendu dans la partie antérieure de la cavité orbitaire. Il est recouvert en avant par la conjonctive et les paupières, en arrière par l'aponévrose orbito-oculaire, qui le sépare des autres parties contenues dans l'orbite : graisse, muscles, vaisseaux et nerfs.

Son volume est à peu près le même chez tous les individus ; pourtant, il est un peu plus petit chez la femme. La distinction vulgaire des yeux en *grands* et *petits* n'est que fictive et basée seulement sur le degré d'ouverture de l'orifice palpébral. Il paraît d'autant plus grand que cet orifice le laisse davantage à découvert. Son diamètre antéro-postérieur mesure une longueur de 24 millimètres; il excède de 1 millimètre les autres diamètres. Le globe oculaire est composé de *membranes* et de *milieux*. Les membranes sont, par ordre de superposition : la *cornée*, la *sclérotique*, la *choroïde*, le *cercle ciliaire*, l'*iris*, la *rétine*.

Les milieux sont, d'avant en arrière : l'*humeur aqueuse*, le *cristallin* et le *corps vitré*.

Membranes. — La *sclérotique* est une enveloppe particulière, fibreuse, blanche et très-résistante.

La *cornée* est une membrane transparente, enchâssée dans une ouverture circulaire que présente la sclérotique en avant; elle est plus épaisse à la périphérie qu'au centre; la conjonctive s'avance sur elle, dans une étendue de 1 millimètre, en dehors et en dedans, et de 2 millimètres en bas et en haut. Trois couches la composent : une *superficielle*, formée de cellules épithéliales stratifiées, continuation de l'épithélium conjonctival. Immédiatement au-dessous repose la lame élastique antérieure de Bowman; — une *moyenne*, fibreuse, paraissant constituée de lamelles. Dans les espaces interceptés par l'entre-croisement des fibres se trouvent des cellules fusiformes ou étoilées, anastomosées entre elles, et renfermant un liquide transparent et un noyau; ce sont les *cellules plasmatiques de Virchow*.

La *couche profonde* est la membrane de Descemet ou de Demours, décomposable elle-même en deux couches : l'une interne, qui est un épithélium pavimenteux simple, se continuant sur la face antérieure de l'iris, qu'elle revêt jusqu'au bord pupillaire, où elle s'arrête; l'autre externe, fine, transparente, élastique, sans texture, s'enroulant en sens inverse de la courbure de la cornée, quand elle est détachée. C'est la *lame élastique postérieure de Bowman*, qui, arrivée à la circonférence de la cornée, se transforme en fibres, prenant le caractère du tissu jaune élastique. Ces fibres se disposent en trois plans, qui se comportent chacun de la manière suivante : le plan antérieur se perd dans la sclérotique, après avoir converti une rigole, creusée circulairement dans cette membrane, en canal complet renfermant une veine. Ce canal a reçu différentes dénominations. On l'a appelé : *canal* de *Fontana*, d'*Hovius*, de *Schlemm*, *sinus veineux*, etc., etc. Nous lui conserverons ce dernier nom, qui ne préjuge rien.

Le plan moyen s'attache au muscle ciliaire.

Le plan postérieur s'insère, sous forme de piliers (*piliers de l'iris de Bowman*) terminés par du tissu fibreux blanc, sur la face antérieure de l'iris, près de sa grande circonférence. Hueck, qui a donné à ce plan postérieur ainsi réfléchi le nom de *ligament pectiné de l'iris*, place, dans l'espace triangulaire situé derrière, le canal de Fontana antérieur; car cet auteur, par compensation avec ceux qui ont peine à en reconnaître un seul, décrit trois canaux de Fontana. Krause, Huschke considèrent ce canal comme un produit artificiel résultant de la destruction d'une couche très-lâche de tissu cellulaire existant à l'état normal dans cet espace.

La *choroïde* est la deuxième membrane de l'œil, par ordre de superposition. Elle est essentiellement constituée par une trame vasculaire, comprise entre deux couches de cellules pigmentaires. La portion antérieure de cette membrane, présentant une teinte différente de la portion postérieure, est désignée sous le nom de *zone choroïdienne*. La ligne de démarcation est sinueuse; on l'appelle *ora serrata*. La moitié de la zone choroïdienne se plisse. Ces plis, au nombre de 60 à 70, portent le nom de *procès ciliaires*, et leur ensemble celui de *corps ciliaire*. La face externe du corps ciliaire est en rapport avec le cercle ciliaire, et la face interne recouvre la zone de Zinn et la circonférence du cristallin. Le bord antérieur s'applique contre la circonférence de l'iris sans lui adhérer.

Le *cercle ciliaire* est un anneau grisâtre, de 3 millimètres de largeur, dont la face externe est en rapport avec la partie la plus antérieure de la sclérotique, et la face interne avec le corps ciliaire. Le bord antérieur adhère intimement au point de jonction de la cornée et de la sclérotique, et est également uni à la circonférence de l'iris. Le cercle ciliaire contient, dans son épaisseur, un très-grand nombre de vaisseaux et de nerfs, qui ne lui sont pas destinés. Sa charpente est constituée par un muscle de la vie organique, présentant deux ordres de fibres, les unes rayonnées, découvertes en même temps par Brucke et Bowman; les autres circulaires, découvertes aussi simultanément par Rouget et Muller.

L'*iris* est un diaphragme membraneux, vertical, percé à son centre d'une ouverture circulaire nommée *pupille*. Il divise l'espace compris entre la face postérieure de la cornée et la face antérieure du cristallin, en deux compartiments, désignés sous le nom de *chambres* et remplis d'un liquide, l'*humeur aqueuse*. La chambre antérieure a une étendue antéro-postérieure de 2 millimètres et demi, et la chambre postérieure un demi-millimètre. M. Rouget nie l'existence de cette dernière. D'après cet anatomiste, il n'y aurait aucun espace libre entre la face antérieure du cristallin et la face postérieure de l'iris.

L'iris, par sa circonférence externe ou *grande circonférence*, adhère au bord antérieur du cercle ciliaire par des prolongements cellulo-fibreux, et à la choroïde par des prolongements vasculaires.

La *rétine* est la troisième membrane du globe oculaire ; elle est mince, transparente et douée d'une sensibilité spéciale; c'est sur elle que les corps extérieurs peignent leur image; en arrière, la rétine se continue avec le nerf optique; en avant, les cinq couches qui la constituent se dissocient, à partir de l'*ora serrata*, pour affecter chacune une terminaison différente.

Milieux.—Le *corps vitré*, le plus volumineux des milieux de l'œil, remplit les deux tiers postérieurs de la cavité oculaire, le cristallin et l'humeur aqueuse occupant le tiers antérieur. Il se moule sur la concavité de la rétine, et présente en avant une excavation destinée à loger le cristallin. Le corps vitré se compose d'une membrane, la *membrane hyaloïde* et d'un liquide, l'*humeur vitrée*. La partie antérieure de la membrane hyaloïde s'épaissit, se plisse et prend le nom de *zone de Zinn*. Ces plis s'engrènent avec ceux du corps ciliaire, dont ils sont séparés par le *ligament suspenseur du cristallin*. Au bord du cristallin, la zone de Zinn se divise en deux lames : une postérieure qui s'unit et se termine à la capsule, un peu en arrière de la circonférence de la lentille, de manière que la paroi postérieure de la capsule est en contact immédiat avec l'humeur vitrée. La lame antérieure se fixe sur la capsule en avant de la circonférence du cristallin. L'espace triangulaire compris entre ces deux lames et le bord du cristallin porte le nom de *canal de Petit*.

Le *cristallin* est une lentille biconvexe, logée dans la dépression antérieure du corps vitré. La face postérieure est plus bombée que l'antérieure ; le diamètre transversal mesure 10 millimètres, et l'antéro-postérieur 5 millimètres. Il est formé d'une enveloppe nommée *capsule* et d'une *substance propre*.

La *substance propre* ne présente pas partout la même consistance, qui va en augmentant de la périphérie au centre. La *capsule* adhère intimement par sa circonférence à la zone de Zinn et au ligament suspenseur du cristallin. Ce ligament, de la nature de la lame élastique de Bowman, s'étend de l'*ora serrata* au bord de la capsule entre les procès ciliaires et la zone de Zinn.

Vaisseaux et nerfs. — Les vaisseaux du globe oculaire, sont artériels et veineux ; on ne lui connaît pas de lympathiques. Quatre membranes seulement sont vasculaires : la choroïde, l'iris, la sclérotique et la rétine.

La *choroïde* reçoit sa nutrition des *artères ciliaires courtes*. Les veines, situées sur un plan plus superficiel, se divisent en quatre groupes, formés chacun de vaisseaux curvilignes, convergeant vers un tronc commun, la *veine choroïdienne* qui se jette dans la veine ophthalmique. Cette disposition rayonnée et tourbillonnante a valu à ces vaisseaux le nom de *vasa vorticosa*.

Les artères de l'*iris* sont les *artères ciliaires longues*, branches de l'ophthalmique ; les *artères ciliaires antérieures* et quelques rameaux des *ciliaires courtes postérieures;* les veines se rendent presque toutes au *sinus veineux circulaire*, d'où partent les veines ciliaires antérieures, qui se jettent dans la veine choroïdienne; quelques ramuscules, naissant de la partie postérieure de l'iris, se rendent dans les *vasa vorticosa.*

Les artères de la *sclérotique* proviennent, en arrière des ciliaires courtes, et en avant des ciliaires antérieures. Les veines de cette membrane se jettent dans les veines ciliaires antérieures et dans les *vasa vorticosa.*

Les vaisseaux de la rétine sont: l'*artère centrale*, branche de l'ophthalmique, et la veine centrale qui se jette dans la veine ophthalmique. Cette membrane n'a aucune relation vasculaire avec les autres parties de l'œil; sa circulation est tout à fait indépendante.

La cornée, le cristallin et le corps vitré ne possèdent pas de vaisseaux. Ces tissus reçoivent les matériaux de leur nutrition d'autres parties du globe oculaire dont ils sont, si je puis m'exprimer ainsi, les *parasites.* En montrant que la conjonctive, le cercle ciliaire et la choroïde ne peuvent présenter d'altération de longue durée, sans qu'il se manifeste des troubles dans la cornée, le cristallin ou le corps vitré, la pathologie nous apprend que ces membranes sont chargées de ces fonctions.

La cornée reçoit sa nutrition de deux sources: de la conjonctive pour les couches superficielles, du cercle ciliaire pour les couches profondes.

Une conjonctivite ancienne entraîne à sa suite des phlyctènes de la cornée; une affection du cercle ciliaire amène des épanchements interstitiels dans l'épaisseur de cette membrane. D'une autre part, une blessure de la cornée réclame-t-elle des vaisseaux pour sa réparation: si la lésion est superficielle, ces vaisseaux se continuent manifestement avec ceux de la conjonctive; si elle atteint les couches profondes, il s'y joint d'autres vaisseaux qui occupent un plan postérieur et se perdent dans la sclérotique, qui présente une teinte rosée au pourtour de la cornée.

Le cristallin et le corps vitré sont nourris par la choroïde. Quand cette membrane est atrophiée, ces milieux s'altèrent ; une cataracte et un synchysis en sont la conséquence. Le cristallin est sous la dépendance de la portion antérieure de la choroïde et le corps vitré sous celle de la portion postérieure. Dans le staphylôme postérieur avancé, le corps vitré se ramollit d'abord ; puis, il se développe une opacité au pôle postérieur de la lentille.

M. Dubarry [1], par de nombreuses et consciencieuses recherches, a trouvé que la coloration *jaune ambré* du cristallin, observée chez certains vieillards, était toujours liée à un état pathologique de la choroïde. Il a reconnu que cette coloration faisait défaut chez les nonagénaires, dont les membranes vasculaires étaient saines, tandis qu'on les rencontrait chez des sujets peu avancés en âge, atteints d'une altération de la choroïde.

Ce même auteur a aussi montré la coïncidence d'une atrophie choroïdienne avec le *gérontoxon cristallinien.*

Les *nerfs* du globe oculaire sont les *nerfs ciliaires*, qui rampent entre la choroïde et la sclérotique, jusqu'au cercle ciliaire, où ils s'anastomosent, pour se distribuer ensuite dans l'iris et la cornée.

## Étiologie.

Nous distinguerons les causes des plaies de l'œil en *prédisposantes* et *déterminantes.*

Causes prédisposantes. — Dans les causes prédisposantes, nous considérerons le *sexe*, la *profession* et *les saisons*,

1° *Sexe.* — Les individus du sexe masculin sont infiniment plus exposés aux blessures du globe oculaire que ceux de l'autre sexe. Il ne faudrait pas en chercher la raison dans une disposition organique spéciale, mais seulement dans le mode d'existence et dans la condition sociale ; les femmes sont plus sédentaires : elles ne

1. *Thèse.* Paris, 1859.

paraissent pas sur les champs de batailles, et, par leurs occupations journalières, elles sont moins sujettes aux accidents de ce genre.

Sur 143 observations de plaies oculaires que j'ai recueillies, et qui sont par conséquent prises au hasard, douze seulement concernent le sexe féminin.

2° *Professions.* — Les professions qui fournissent le plus fort contingent de plaies de l'œil sont celles qui se rattachent à l'industrie des métaux, aux constructions des bâtiments, à l'exploitation des mines et carrières, à tout ce qui tient aux travaux des manouviers, etc. Les tourneurs en métaux, les ajusteurs, les forgerons et les mécaniciens reçoivent fréquemment des parcelles métalliques dans l'œil ; les tailleurs de pierre, sculpteurs, carriers, maçons, sont journellement exposés aux éclats de pierre ; les mineurs et les artificiers peuvent avoir les yeux blessés par la poudre.

Pour les mineurs, on n'aurait pas, il est vrai, à déplorer de semblables accidents, s'ils se conformaient aux prescriptions réglementaires ; mais, soit par négligence ou insouciance, au lieu de bourrer la mine avec un levier de bois, ils se servent de la première tige de fer qui leur tombe sous la main et dont le choc, contre la pierre, détermine des étincelles et par suite des explosions.

3° *Saisons.* — Par les modifications qu'elle apporte dans les habitudes et les travaux, chaque saison amène un genre particulier de lésions oculaires ; aussi, dans une clinique ophthalmologique est-il possible de signaler à l'avance quelle espèce de blessures doit prédominer à telle ou telle époque de l'année. Pendant les mois de septembre et octobre, ce sont les accidents de chasse ; à l'époque des moissons, juillet et août, abondent les lésions causées par les épis de blé, qui produisent, comme nous le montrerons plus loin, de si grands ravages par les accidents consécutifs.

Causes déterminantes. — *Les causes déterminantes* sont celles dont l'action est immédiatement suivie de la lésion. Les agents qui amènent ce résultat sont nombreux et variables ; cependant, quelle que soit leur diversité, ils seront toujours des instruments ou piquants, ou tranchants, ou contondants.

Je ne dois pas néanmoins omettre d'y joindre, à cause des rapports de similitude d'effets, les agents qui déterminent des solutions de continuité par brûlures.

Les *instruments piquants* qui occasionnent le plus souvent des lésions oculaires sont : les aiguilles, les plumes métalliques, les flèches, les ciseaux, compas, poinçons, piquants de châtaigne, etc., etc.

Les plaies de l'œil déterminées par des *instruments tranchants* sont presque exclusivement le produit d'opérations chirurgicales ; les blessures accidentelles résultent ordinairement de l'action d'un corps pointu, ou de forme irrégulière.

Dans la série des *instruments contondants*, se rencontrent les coups de poing, de bâton, de fouet, de cornes, etc., etc.

Quels que soient le genre et la forme de l'agent vulnérant, les plaies de l'œil sont divisées en deux grands groupes, savoir : les *plaies non pénétrantes* et les *plaies pénétrantes*, suivant que la coque oculaire n'est pas ou est intéressée dans toute son épaisseur.

Nous allons d'abord nous occuper du premier groupe.

---

# CHAPITRE PREMIER

## Plaies non pénétrantes.

Ces plaies n'intéressent la sclérotique et la cornée que dans une partie seulement de leur épaisseur qu'elles ne traversent pas entièrement. Trois tissus peuvent être lésés ; ce sont : la conjonctive, la sclérotique et la cornée.

### 1° Plaies de la conjonctive.

Les blessures de *la conjonctive* n'offrent, généralement, aucune gravité ; le seul symptôme à noter est un écoulement sanguin à l'extérieur ou sous la conjonctive. Si la solution de continuité est étendue, ou s'accompagne d'une perte de substance, les deux bords écartés laissent apercevoir la blancheur de la sclérotique qui contraste avec la rougeur du reste de la conjonctive. Dans ce cas, un exsudat plastique se dépose entre les lèvres et s'organise quelquefois. L'inflammation consécutive, au lieu de rester limitée à cette membrane, peut s'étendre au tissu cellulaire sous-conjonctival, de là gagner celui de l'orbite et produire un phlegmon.

Observation première. — M., âgé de 11 ans, s'est blessé l'œil droit avec un couteau. Le lendemain, 4 juillet 1865, section transversale complète de la conjonctive bulbaire, au-dessus de la cornée. Les bords écartés dans l'étendue de 4 à 5 millimètres, à la partie moyenne, laissent voir la sclérotique, sous forme de croissant blanc, entourant la cornée à sa partie supérieure. Conjonctivite. — Collyre au sulfate d'alumine.

Obs. II. — Émile C., âgé de 27 ans, terrassier, 28 juillet 1865. — La veille, à sept heures du soir, un de ses camarades, en se retournant brusquement, lui blesse l'œil droit avec une pioche qu'il portait sur l'épaule. On remarque, au milieu de l'espace qui sépare le bord supérieur de la cornée du cul-de-sac conjonctival correspondant, une large plaie transversale de la conjonctive bulbaire s'étendant de l'angle interne à l'angle externe de l'œil. A travers un écartement des bords, de 4 à 5 millimètres, on aperçoit la sclérotique sous forme d'une large traînée blanche; injection conjonctivale, plus marquée au niveau de la plaie. — Collyre au sulfate d'alumine.

Obs. III. — Jean M., âgé de 33 ans, charretier, en voulant dégager son fouet, se blesse l'œil droit avec la mèche. Le lendemain, 8 novembre 1865, on constate : plaie avec coloboma de la paupière supérieure, à l'union du tiers interne avec les deux tiers externes. Plaie contuse de la conjonctive bulbaire à sa partie interne ; ecchymose, injection et boursouflement de cette membrane. — Collyre au sulfate d'alumine. Fréquentes lotions d'eau froide.

## 2° Plaies de la sclérotique.

Les plaies non pénétrantes de la *sclérotique* ne présentent aucun danger par elles-mêmes; elles sont généralement le résultat de l'action d'un corps contondant. La gravité de semblables blessures ne dépend que de la dilacération plus ou moins grande de la conjonctive.

Obs. IV. — Louis D., âgé de 32 ans, concierge. — Le 6 août 1865, en fermant un vasistas, le verre s'est brisé et lui est tombé dans l'œil droit. Écoulement de sang en assez grande quantité.

7 *août*. Ecchymose des paupières, plaie intéressant la paupière supérieure dans toute son épaisseur; située à sa partie moyenne, elle s'étend obliquement, à partir du sourcil, de haut en bas et de dedans en dehors; elle mesure un centimètre. Cette plaie est nette et paraît avoir été produite par un instrument tranchant. En relevant fortement la paupière supérieure et faisant diriger l'œil du malade en bas, on découvre, entre le cul-de-sac supérieur de la conjonctive et le bord de la cornée, une plaie de la conjonctive et de la sclérotique, correspon-

dant en tous points à la solution de continuité palpébrale. Par l'examen ophthalmoscopique, on s'assure que la plaie scléroticale n'est pas pénétrante. Ecchymose de la conjonctive à ce niveau. Pas de phlegmasie. — Lotions d'eau froide.

11 *août*. Cicatrisation complète et parfaite de la plaie palpébrale. injection conjonctivale; même état de la plaie du globe.

Obs. V. — Désiré D., âgé de 19 ans, charcutier. — Le 15 août, une baguette du feu d'artifice du Champ-de-Mars vient frapper son œil gauche pendant qu'il regardait en l'air.

19 *août*. Rougeur et tuméfaction des paupières; ecchymose de la conjonctive, au-dessous de la cornée. Injection de cette membrane; chémosis phlegmoneux, plus marqué en dedans. En faisant regarder fortement le malade en bas et en dehors, et maintenant la paupière supérieure relevée, on aperçoit, sur la partie supérieure et interne de l'œil, une plaie complète de la conjonctive et non pénétrante de la sclérotique. — Eau froide. Collyre au sulfate neutre d'atropine. Carré de soie noire flottant devant l'œil. Poudres purgatives (calomel, rhubarbe, magnésie).

22 *août*. Amélioration; la rougeur des paupières a disparu.

### 3° Plaies de la cornée.

Quelles que soient les causes qui les produisent, éclats de pierre, parcelles métalliques, coups d'ongle, épis de blé, etc., les *érosions de la cornée*, lorsqu'elles sont négligées ou mal soignées, surtout chez les individus de mauvaise constitution, donnent lieu à une série d'accidents graves, ayant dans tous les cas la même forme, qui est caractéristique. C'est une ulcération caséiforme de la cornée, accompagnée d'iritis et d'hypopyon, et amenant, pour résultat final, la perforation de cette membrane.

Ce genre d'affection s'observe très-fréquemment chez les gens de la campagne à l'époque de la moisson. Walter [1] a noté que dans le seul district d'Isar, en Bavière, cinquante à soixante yeux sont détruits chaque année par les abrasions de la cornée que

1. *Merkwürdige Heilung eines esteranges*, p. 25. Landshut, 1810

les épis de blé occasionnent aux moissonneurs. L'expérience personnelle de Mackenzie [1] l'a mis à même de constater, en Angleterre, l'existence de faits identiquement semblables.

Lorsqu'il existe sur la cornée une abrasion (peu importe la cause), et que l'œil est placé dans de bonnes conditions, il se dépose, à sa surface, une lymphe plastique qui tarde peu à s'organiser pour ne laisser à sa suite qu'un léger nuage qui disparaîtra avec le temps. Mais si le sujet néglige sa maladie, ou confie le soin de sa guérison aux commères et aux empiriques, il arrivera un moment où cette lymphe plastique sera remplacée par une matière purulente, qui envahira de proche en proche toutes les couches de la cornée, en surface et en profondeur, les détruira donnant naissance à une vaste ulcération remplie d'une matière jaunâtre caséeuse.

Pendant le développement de ces phénomènes, l'iris se prend, change de couleur, la pupille se contracte. Il se forme un cercle périkératique et apparaît aussitôt un hypopyon, d'abord sous forme d'un liséré jaunâtre à peine perceptible, longeant le bord inférieur de la cornée, puis augmentant progressivement, jusqu'à remplir toute la chambre antérieure.

Si l'on interroge le malade, il ne se plaint que d'une chose, de la gêne de la vision, ce qui s'explique tout naturellement par l'obstacle qu'apporte aux rayons lumineux l'opacité de la cornée. Mais pas de douleur, ni larmoiement, ni photophobie. Ces symptômes ont pourtant existé au début, mais n'ont eu qu'une très-courte durée. On ne les retrouve plus dès qu'apparaît l'hypopyon.

C'est généralement à cette période qu'on a le plus souvent occasion d'observer les malades.

Soumis alors à un traitement rationnel, l'hypopyon se résorbe, l'iris reprend sa teinte normale, l'infiltration purulente de la cornée cesse de faire des progrès, l'ulcération se limite et laisse

1. *Traité des maladies des yeux*, t. Ier, p. 336.

un leucôme à sa place. Mais si la maladie est livrée à elle-même, ou si on lui applique un traitement mal approprié, toutes les couches de la cornée sont détruites; il ne reste plus que la membrane de Descemet qui, par sa hernie, constitue l'état décrit sous le nom de *kératocèle.*

Dans cette situation, si le kératocèle reste transparent et ne se couvre pas d'une substance blanchâtre, la perforation devient alors imminente et l'iris ne tarde pas à remplacer la cornée.

J'ai été à même d'observer un assez grand nombre d'affections de ce genre; mais à cause de leur similitude, je n'en rapporte que quelques variétés.

Obs. VI. — H., âgé de 26 ans, mécanicien, le 3 août 1865, eut l'œil gauche blessé par un éclat de fer. Un de ses camarades lui a gratté la cornée pour en extraire le corps étranger.

Le 8 *août,* on constate une petite ulcération centrale, opaque de la cornée gauche et une iritis. L'iris est décoloré, la pupille contractée et légèrement irrégulière. Injection périkératique, douleurs circumorbitaires et temporales, larmoiement, photophobie.

*Traitement.* Défense de se servir d'eau froide pour laver son œil; eau chaude, au contraire. Collyre au sulfate neutre d'atropine. Carré de soie noire flottant devant l'œil. Pas de travail.

Obs. VII. — B., âgé de 47 ans, garçon herboriste. — Comme il faisait des gerbes, le 6 avril 1865, un des brins lui sauta dans l'œil gauche.

14 *août.* Petite ulcération centrale opaque de la cornée; décoloration de l'iris, pupille serrée et irrégulière; injection périkératique; violentes douleurs circumorbitaires; photophobie, larmoiement. — Collyre au sulfate neutre d'atropine, frictions avec le cérat belladoné.

Ces deux faits nous montrent l'affection au début. S'ils avaient négligé de se soigner, ces malades auraient offert, plus tard, le cortége symptomatique que nous allons retrouver dans les observations suivantes. En effet, j'ai été à même de voir des malades dans un état analogue, revenir quelque temps après avec les graves altérations de la seconde période, pour n'avoir pas suivi le traitement ordonné.

Obs. VIII.—Octave P., âgé de 11 ans.—En cassant une pierre, un des fragments le frappe à l'œil droit, le 20 octobre 1865. Deux jours après l'accident, on remarque une petite ulcération caséiforme au centre de la cornée. Légère décoloration de l'iris, pupille contractée; trace d'hypopyon, sous forme d'une ligne jaunâtre, longeant le bord inférieur de la cornée. Cercle périkératique. Absence de douleurs, de larmoiement et de photophobie.—Collyre au sulfate neutre d'atropine. Carré de soie noire flottant devant l'œil. Calomel.

Obs. IX.—Prosper N., âgé de 29 ans, mécanicien.—Le 12 septembre 1865, en burinant, un grain de fonte blesse son œil gauche.

Le 27 *septembre*, ulcération caséiforme centrale de la cornée, ayant les dimensions d'un grain de millet. Trace d'hypopyon; iris décoloré; pupille contractée et un peu irrégulière; cercle périkératique. Pas de signes subjectifs.—Calomel. Collyre au sulfate neutre d'atropine.

Obs. X.—Fille G., âgée de 6 ans.

7 *août* 1865. Blessure de l'œil droit par une plume métallique.

10 *août*. Ulcération caséiforme de la cornée assez étendue. Iritis, hypopyon, vision moins nette; pas de douleurs, ni larmoiement, ni photophobie.

*Traitement*. Sangsues, purgatif avec 60 centigrammes de scammonée. Calomel. Pommade à l'*oxyde noir de cuivre*. Conserves au soleil.

17 *août*. Guérison complète. L'hypopyon a tout à fait disparu, l'œil ne présente pas la moindre rougeur, l'ulcère est cicatrisé; à sa place, opacité opaline. Potion au chlorure de baryum.

Obs. XI.—Jean A., âgé de 52 ans, palefrenier.—Le 8 septembre 1865, des féveroles ont sauté dans son œil gauche.

2 *octobre*. Large ulcération caséiforme de la cornée, cachant la pupille. Iris décoloré, hypopyon, rougeur très-vive de l'œil, léger chémosis œdémateux, provenant probablement de l'usage de l'eau froide. Vision très-imparfaite de cet œil. Pas de douleurs, ni photophobie.—Calomel, collyre au sulfate neutre d'atropine, eau chaude.

Obs. XII.—V., âgé de 50 ans, terrassier.—Le 16 juillet 1865, blessure à l'œil droit, avec une pierre.

24 *juillet*.—Ulcération caséiforme de la cornée, iritis, hypopyon.—Sangsues, scammonée, pommade cuivrique. Conserves bleues.

Obs XIII.—Claude P., âgé de 59 ans, carrier.—Le 18 juin, en travaillant, il lui est sauté un fragment de plâtre dans l'œil droit.

3 *juillet*. Ulcération caséiforme de la cornée, iritis, hypopyon.—Col-

lyre au sulfate neutre d'atropine. Calomel. Carré de soie noire flottant devant l'œil.

Obs. XIV. — Jean-Baptiste H., âgé de 62 ans, cultivateur. — Le 20 juillet 1865, blessure de l'œil droit avec un épi de blé.

5 *août*. Large ulcération caséiforme de la cornée, iritis, hypopyon. Vision impossible de cet œil. — Calomel. Collyre au sulfate neutre d'atropine.

Obs. XV. — D., âgé de 63 ans, cultivateur. — 26 juillet 1865, blessure de l'œil droit avec un épi de blé.

8 *août*. Large ulcération caséiforme de la cornée, iritis, hypopyon. Vision trouble. — Collyre au sulfate d'atropine. Eau chaude. Carré de soie noire flottant devant l'œil. Calomel.

Obs. XVI. — Alexandrine B., âgée de 66 ans, se présente le 23 septembre 1865 à la clinique de M. A. Desmarres. Son œil gauche est complétement atrophié. A la place de la cornée existe une cicatrice cruciale, divisant le moignon oculaire en quatre segments à peu près égaux. Cette femme nous apprend qu'elle doit la perte de son œil à l'inflammation qui survint à la suite d'une blessure, par un épi de blé, arrivée il y a sept ans.

Cette dernière observation nous montre quelles suites fâcheuses peut avoir une ulcération caséiforme de la cornée, quand sa marche n'est pas enrayée. Cette membrane, après avoir été détruite par la suppuration, laisse une vaste plaie, qui se cicatrise, comme après l'opération de la staphylotomie.

---

# CHAPITRE II

## Brûlures.

Je les place en regard des plaies superficielles, parce que les cas où elles sont primitivement pénétrantes ne se rencontrent qu'exceptionnellement et sont loin d'offrir le même intérêt scientifique.

Les agents qui les produisent sont : ou le calorique, c'est-à-dire la flamme, les corps en ignition, l'eau chaude, etc., etc.; ou des substances caustiques, telles que les acides nitrique et sulfurique, le vinaigre, la chaux, la soude, le sublimé, le sulfate de cuivre, le nitrate d'argent, etc., etc. Chaque espèce d'agents imprime à l'affection des caractères particuliers.

### Brûlures par les corps en ignition.

Ces corps sont de petites parcelles incandescentes de charbon ou de métal, qui engendrent des solutions de continuité, de faibles dimensions en surface, mais pouvant, par contre, acquérir une certaine importance par leur profondeur.

Obs. XVII. — Octave B., âgé de 6 ans. — Le 16 août 1865, une étincelle de feu a jailli dans l'œil droit de cet enfant. Immédiatement, de très-vives douleurs se sont manifestées. Son œil est devenu rouge. Dix jours après, on constate, à l'union de la cornée et de la sclérotique, à la partie inférieure et interne, une ulcération perforante; l'iris est décoloré et la pupille contractée, injection conjonctivale, cercle périkératique, douleurs circumorbitaires et temporales, qui l'empêchent de dormir.

Obs. XVIII. — Victor G., 17 ans, ouvrier chez M. Charrière.

Le 28 *août* 1865, en forgeant, il lui saute, dans l'œil droit, de l'acier fondu. Brûlure superficielle de la cornée, à sa partie externe, dans l'étendue de 5 millimètres, sous forme d'une tache blanchâtre; injection conjonctivale.

Obs. XIX. — Jacques G., âgé de 21 ans, mécanicien.

24 *novembre* 1865. La veille il reçut de la fonte dans l'œil droit. Brûlure étendue de la conjonctive et d'une partie de la cornée, injection et plaques ecchymotiques conjonctivales, surtout en bas et en dedans. Érosion de la cornée, à sa partie inférieure et interne. Larmoiement et photophobie.

### Brûlures par les acides.

Les acides forts, comme l'acide sulfurique et l'acide nitrique, souvent employés dans un but criminel, produisent une escharification profonde de la conjonctive et de la cornée ; la conjonctive se gonfle, blanchit, devient molle et se détache par lambeaux. La cornée se mortifie dans une plus ou moins grande portion de son épaisseur.

Si la brûlure est superficielle, des phlyctènes se forment à sa surface ; si elle est profonde, elle fait naître une escharc blanche qui, après sa chute, laisse une ulcération ou une perforation de la cornée. Tous ces phénomènes sont accompagnés d'une violente inflammation. La perte de la vision et un symblépharon en sont la conséquence.

Obs. XX. — Ernest D., âgé de 20 ans, garçon chez un marchand de couleurs. — Le 24 novembre 1865, de l'acide nitrique a jailli dans son œil droit. Très-vive douleur sur le moment de l'accident. Brûlure étendue de la conjonctive. Cette membrane est injectée, tuméfiée, particulièrement du côté de l'angle interne et présente au-dessous de la cornée une large plaque blanchâtre. — Collyre au sulfate neutre d'atropine, eau froide et glace en permanence sur l'œil.

6 *décembre.* — La plaque blanchâtre rougit par suite du développement des vaisseaux à sa surface.

Les acides faibles, tels que le vinaigre, amènent des désordres limités à la couche épithéliale, comme on peut en juger par l'exemple suivant :

Obs. XXI. — Jean C., âgé de 20 ans, cultivateur.

27 *septembre* 1865. — Trois jours auparavant, à table, un de ses camarades lui lance, en plaisantant, du vinaigre qui s'introduit dans l'œil gauche. Il éprouve sur le moment une violente douleur. La cornée est dépolie, son épithélium se desquamme. La conjonctive est parsemée de plaques ecchymotiques. Pas de douleur, ni de photophobie; vision

trouble. — Collyre au sulfate neutre d'atropine. — Eau froide en permanence.

**Brûlures par la chaux et la soude.**

La chaux vive produit des lésions semblables à celles de l'acide sulfurique. La chaux éteinte détermine, dans la cornée, une opacité blanche, avec conservation du poli de la surface.

Frappé de la singularité de ce fait, M. Gosselin[1] se livra à des recherches pour connaître la nature de cette opacité, qui ne peut être expliquée que de trois manières : ou par un épanchement plastique, conséquence d'une phlegmasie, ou par une coagulation de la matière albuminoïde due à un corps chaud ou caustique, ou enfin par une infiltration de chaux.

Son développement rapide, dès le premier jour de l'accident, annulle la première hypothèse. Si l'on admettait la seconde, les couches superficielles de la cornée seraient dépolies et inégales.

Pour trouver, dans la troisième hypothèse, l'explication qu'il recherchait, M. Gosselin s'est livré, sur des chiens et des lapins, à une série d'expérimentations très-démonstratives. Son procédé consiste à instiller un lait de chaux dans l'œil de ces animaux. Un instant après, la cornée est entièrement blanche. Détachée et plongée dans une solution acide, elle reprend sa transparence quelques minutes après son immersion. Si on opère sur une autre cornée ainsi blanchie et soumise à la calcination, le résidu recueilli et traité par une solution d'oxalate d'ammoniaque donne un précipité blanc d'oxalate de chaux, plus abondant que celui obtenu avec la même membrane à l'état normal. On n'arrive jamais au même résultat avec des cornées présentant les deux autres variétés d'opacités. C'est donc bien à une infiltration des molécules de chaux dans les mailles de la cornée qu'est due cette teinte blanchâtre.

1. *Archives générales de médecine*, t. II, p. 513.

Du reste, en confirmation de ce fait, nous devons ajouter que M. Gosselin avait déjà établi les propriétés endosmotiques et la perméabilité de la cornée. Comme conséquence pratique, cet observateur distingué propose, contre cette maladie, l'emploi de l'eau sucrée, qui est un dissolvant moins énergique que les acides, mais ayant l'avantage d'agir avec innocuité, sans ajouter d'*irritation nouvelle.*

Obs. XXII. — André N., âgé de 46 ans, maçon, reçut, vers le milieu de juin 1865, de la chaux éteinte dans l'œil droit. Il a été traité à l'hôpital Necker par des sangsues, des vésicatoires et des collyres, dont il ne peut indiquer la formule.

Le 14 septembre, il se présente à la clinique de M. Sichel. On constate : un léger œdème des paupières, opacité dans toute l'étendue de la cornée, blanche à la périphérie, jaune d'ambre au centre. Les couches superficielles de cette membrane ne sont pas dépolies, la teinte jaune ambré marque probablement le retour à la transparence; car la vision, nulle tant que la cornée était blanche dans tous ses points, a commencé à reparaître depuis ce changement de coloration. Injection conjonctivale. Pas de douleur. — Scammonée, colchique, pommade cuivrique belladonée.

Obs. XXIII. — Joseph S., âgé de 25 ans, maçon, reçoit du ciment dans l'œil droit. Trois jours après, le 24 octobre 1865, la conjonctive est tuméfiée et présente des plaques ecchymotiques; opacité blanchâtre de la cornée, pas d'inégalités à la surface, vision confuse, légères douleurs circumorbitaires; photophobie, larmoiement. — Glace en permanence, collyre au sulfate d'atropine.

*4 septembre.* — Tuméfaction de la paupière supérieure, la conjonctive est rouge et boursouflée; gangrène de la cornée.

La soude ramollit et dissout les tissus ; les accidents inflammatoires qu'elle détermine se développent plus vite et avec plus d'intensité que ceux produits par la chaux et les acides; les lésions sont plus profondes et plus étendues.

Obs. XXIV. — M., âgé de 42 ans, garçon de magasin. — Le 13 août 1865, de la soude liquide, rectifiée à 42°, lui jaillit dans l'œil gauche.

Un médecin consulté sur-le-champ lui a fait appliquer des sangsues Trois semaines après, la conjonctive est rouge, boursouflée et présente des végétations. La cornée est profondément ulcérée dans toute sa moitié inférieure; l'iris est décoloré et la pupille légèrement irrégulière. Il existe un hypopyon. Pas de douleurs, ni larmoiement, ni photophobie. Vision trouble.— 12 sangsues. Scammonée. Calomel. Pommade cuivrique belladonée. Collyre au sulfate neutre d'atropine.

Obs. XXV. — W., âgé de 40 ans, savonnier, reçut, il y a quinze jours, dans l'œil droit, une lessive de sels de soude et de chaux. Il ressentit sur le moment une douleur excessive et une violente inflammation se déclara.

Le 10 *juillet* 1865, la conjonctive est rouge, épaissie et boursouflée; elle entoure la cornée d'un cercle chémotique. Cette dernière membrane présente un ramollissement partiel. Iritis et hypopyon. — Glace en permanence. Compression méthodique la nuit. 25 à 30 gouttes par jour d'un collyre au sulfate neutre d'atropine. Onctions circumorbitaires avec le cérat belladoné.

25 *juillet*. Expansions charnues de la conjonctive bulbaire étranglant la cornée.

1er *août*. La cornée se sphacèle. Elle est opaque dans toute son étendue.

---

# CHAPITRE III

## Plaies pénétrantes.

Les plaies pénétrantes sont celles qui intéressent la coque oculaire dans toute son épaisseur; la lésion peut s'en tenir à cette partie de l'œil ou en même temps en atteindre d'autres.

L'instrument vulnérant s'introduit par la cornée ou par la sclérotique.

Par la cornée, il blessera successivement l'iris, le cristallin, le corps vitré, et, continuant sa marche, la rétine et la choroïde, de façon à transpercer l'œil de part en part.

Par la sclérotique, il traversera d'abord la choroïde et la rétine, puis le corps vitré et le cristallin.

**Plaies de la cornée.**

Les plaies de la cornée sont produites par des instruments piquants, tranchants ou contondants.

Les piqûres de la cornée sont généralement peu graves et guérissent avec beaucoup de facilité ; il en est à peu près de même des coupures, lorsqu'elles sont placées dans de bonnes conditions, favorables à la cicatrisation. Les plaies par instruments contondants ne sont pas exposées à plus d'accidents ; la seule différence réside dans le mode de cicatrisation, qui, dans ce dernier cas, ne se fait que par deuxième intention.

L'écoulement de l'humeur aqueuse et la hernie de l'iris sont les deux seuls phénomènes immédiats que peuvent présenter les plaies de la cornée.

*Écoulement de l'humeur aqueuse.* — Si la plaie est de petite dimension, ou taillée obliquement dans l'épaisseur de la cornée, l'écoulement peut ne pas avoir lieu ; dans le cas contraire, aussitôt après la sortie de l'humeur aqueuse, la pupille se rétrécit et perd ses mouvements de contraction et de dilatation, jusqu'à la reproduction du liquide qui ne tarde pas à s'effectuer, une fois la plaie refermée.

Quand les solutions de continuité de la cornée siégent tout près de sa circonférence, à l'endroit où cette membrane est recouverte par la conjonctive, elles offrent souvent un caractère particulier : c'est l'accumulation de l'humeur aqueuse, sous la conjontive, dont la plaie s'est cicatrisée avant celle de la cornée. Il en résulte une tumeur transparente, semblable à une vésicule.

J'ai vu, sur la fille de l'infirmière de M. Sichel, un phénomène analogue se produire par l'ouverture d'une cicatrice ancienne du globe oculaire.

Obs. XXVI.—En 1855, cette jeune fille, aujourd'hui âgée de vingt ans, eut l'œil gauche rompu par un coup de bâton. A l'examen, dix ans après l'accident, on constate : à la partie inférieure du globe oculaire, la cicatrice d'une plaie occupant, en partie la cornée, en partie la sclérotique. A ce niveau, s'aperçoivent trois petites tumeurs globuleuses, transparentes, placées à côté l'une de l'autre, ressemblant à des vésicules, celle du milieu moins grosse que les deux autres, qui ont le volume d'un pois. Ces tumeurs, dont l'apparition spontanée, sans cause appréciable, date de cinq jours seulement, sont dues à la filtration sous-conjonctivale de l'humeur aqueuse à travers un entre-bâillement de la cicatrice. — L'œil est atrophié.

*Hernie de l'iris.* —L'entraînement de l'iris à travers les lèvres d'une plaie de la cornée est dû au courant de l'humeur aqueuse; pour que cet accident se produise, il faut que la solution de continuité se trouve éloignée du centre de la cornée, et d'autant plus rapprochée de la périphérie que la pupille est plus dilatée. L'iris, s'engageant par son bord pupillaire ou par une portion comprise entre les deux circonférences, forme une saillie noirâtre ou grisâtre, à la surface de la plaie, vers laquelle s'étend la pupille, qui est déformée, rétrécie et quelquefois entièrement fermée, quand tout le bord est engagé. La chambre antérieure se trouve diminuée.

Cette partie herniée, après être devenue turgescente, est étranglée à sa base, par l'ouverture de la cornée, puis s'affaisse, cesse de proéminer et s'unit aux bords de la plaie qui se cicatrise. Il reste une synéchie antérieure.

Obs. XXVII.—Lucie P., âgée de cinq ans, le 6 septembre 1865, en coupant une ficelle avec un couteau, se blessa l'œil droit avec la pointe.

Le 30 septembre, plaie de la cornée, à la partie inférieure et un peu externe. Hernie de l'iris, sous forme d'une tumeur grise, ovoïde, grosse comme un pois. La pupille est ovalaire et s'étend jusqu'à la plaie. Injection de la conjonctive limitée aux environs de la solution de continuité. — Collyre au sulfate neutre d'atropine.

Obs. XXVIII. — Pierre F., âgé de 33 ans, serrurier, le 30 novembre 1865, s'est blessé l'œil gauche avec un rivet de chaudron.

Le 7 *décembre*, plaie verticale de la cornée, correspondant à l'union du quart interne avec les trois quarts externes de cette membrane, dont elle touche la circonférence par ses deux extrémités; pas de chambre antérieure; l'iris, collé contre la cornée, est un peu engagé dans la plaie. Injection de la conjonctive à la partie interne de l'œil. Ecchymose sous-conjonctivale au-dessous de la cornée. La vision est trouble. L'examen ophthalmoscopique ne fait rien découvrir d'anormal au fond de l'œil.

Obs. XXIX. — Louise B., âgée de 8 ans, il y a un an, s'était blessée à l'œil droit, avec des ciseaux.

Le 15 *mai* 1865, on constate : petite hernie de l'iris, faisant une saillie du volume d'une tête d'épingle, à la surface d'une plaie de la cornée, près de sa périphérie à la partie interne. La pupille est déformée et prolongée jusqu'à la plaie. Légère injection conjonctivale. — Collyre au nitrate d'argent.

28 *juillet*. Guérison. La plaie est cicatrisée et la hernie effacée. Synéchie antérieure.

Les plaies de la cornée se cicatrisent par première et deuxième intention. Ce travail de cicatrisation a été parfaitement étudié par Bowman ; aussi ne puis-je mieux faire que de le citer textuellement :

« Quand la cornée est saine, ses blessures guérissent très-facilement; les ponctions, les incisions se réunissent en général promptement, sans suppuration, sans mortification. L'action adhésive se présente ici à nous sous la forme la plus simple ; car elle survient dans un tissu, qui ne contient pas de vaisseaux sanguins, et où, par conséquent, il n'y en a point eu de divisés. Si nous nous rappelons que tous les tissus ont une vie propre, dont leurs propriétés et leurs actions multiples sont la manifestation nécessaire; si nous nous rappelons que les vaisseaux sanguins ne sont que les agents de la vie propre des tissus, auxquels ils se distribuent, en servant d'intermédiaire pour l'apport des matériaux essentiels de la vie et le rejet des matériaux inutiles, nous comprendrons facilement comment il se fait qu'un tissu qui, comme la cornée, a cru et a vécu dans l'état ordinaire sans l'existence de vaisseaux dans sa texture, peut aussi se réparer et se renouveler dans certaines limites, sans l'intermédiaire de vaisseaux sanguins. L'action réparatrice qui se manifeste dans les tissus ne diffère en rien de celle de l'accroissement et de la nutrition, modifiés par les conditions nouvelles dans lesquelles se placent les causes vulnérantes extérieures, avec tendance à l'éloignement de ces conditions et au rétablissement de l'état normal.

« Si nous ponctionnons ou si nous incisons la cornée, le premier effet est un changement produit dans les actes naturels de la nutrition, dans la partie blessée ; ce changement n'est qu'une interruption mécanique de ces actes, changement qu'à raison des phénomènes qui s'ensuivent, on a souvent appelé *stimulus*. Bientôt l'on voit survenir une augmentation dans la quantité du sang qui pénètre dans les vaisseaux les plus voisins de la partie lésée, c'est-à-dire dans ceux de la conjonctive et de la sclérotique; de cette façon, les matériaux qui doivent combler la brèche qui a été pratiquée arrivent, en plus grande abondance, aux parties qui en ont besoin. Il n'est pas douteux que, tandis que ces vaisseaux comparativement si éloignés de la partie affectée deviennent le siége d'un mouvement nutritif plus actif, il n'en soit de même du tissu de la cornée, qui est le siége de la blessure ; le jeu des forces et l'échange des matériaux, qui sont les agents de la nutrition, y deviennent donc plus rapides et plus énergiques.

« Ces phénomènes, quels qu'ils soient, se concentrent surtout aux environs de la blessure, et bientôt, dans l'espace même de quelques heures, ainsi que je m'en suis assuré sur les animaux inférieurs, le voisinage de la partie lésée contient en abondance ces petites particules appelées noyaux, cytoblastes, qui existent naturellement, quoiqu'en petit nombre, dans les lamelles de la cornée, et dont la quantité relative est regardée comme l'indice de l'activité du mouvement nutritif dans la plupart des tissus. On voit bientôt ces particules, hâtivement et imparfaitement formées, obstruer les interstices des tissus qui ferment les lèvres de la plaie, la couvrir entièrement de manière à occuper tout l'espace qui les sépare, et devenir un moyen d'union temporaire. C'est la présence de ces matériaux embryonnaires de tissus de nouvelle formation, qui par leur mélange avec les éléments de l'ancien tissu, produit cette légère opacité laiteuse, qui entoure et indique le siége de la plaie, et qui, si elle est fort étendue, peut envahir une portion considérable de la cornée, dans la direction des vaisseaux voisins. Je n'ai point à m'arrêter longuement sur les changements qui suivent. La brèche étant comblée, les nouveaux matériaux se transforment graduellement en produits semblables à ceux au milieu desquels ils ont été versés; les vaisseaux sanguins qui bordent la cornée reprennent leur volume primitif, et, à la fin, dans les cas les plus favorables, tout vestige du prodigieux travail qui s'est accompli disparaît. Voilà comme les choses se passent ordinairement quand les chirurgiens ponctionnent la cornée, avec une aiguille, dans l'opération de la cataracte ; il en est de même en général chaque fois qu'il n'y a point de perte de substance, que la blessure n'est point trop étendue, et que ses lèvres ont été soigneusement rapprochées. Mais on comprend facilement que, lorsque la blessure est très-étendue, ou accompagnée d'une perte de substance considérable, un tissu, où la nutrition est si faible, ne puisse pas fournir les matériaux nécessaires. Souvent alors le processus adhésif ne peut s'établir et il survient, soit un ulcère temporaire, une ouverture béante, soit la mortification des lèvres de la plaie. L'action réparatrice marche plus lentement et se trouve modifiée ; il se forme alors une sorte de granulations fort semblables à celles qui surviennent, en pareil cas, sur la peau et les membranes muqueuses.

« J'ai eu occasion d'examiner, l'année dernière, le troisième jour, un petit ulcère produit par l'application d'un peu de potasse caustique sur le centre de la cornée d'un chat.

« L'épithélium conjonctival et la lame élastique avaient été détruits, et les lamelles superficielles du tissu propre formaient le fond de l'ulcère ; ces lamelles étaient ramollies et rendues à demi opaques par la présence, au milieu et autour d'elles, d'un grand nombre de ces noyaux dont nous avons déjà parlé, et qui, chose intéressante à noter, diminuaient en nombre au fur et à mesure qu'on s'éloignait du siége du mal ; sur une coupe de l'ulcère, on voyait les noyaux occuper, surtout vers le fond, la position des tubes cornéens. Voilà probablement l'ulcère le plus simple qui puisse se présenter sur nos tissus, et, à ce titre, il mérite bien notre attention.

« Rien n'est plus intéressant, dans l'histoire de la cicatrisation de la cornée, que la propriété qu'elle possède d'emprunter, comme nous le voyons chaque jour, des vaisseaux à ceux de la conjonctive et de la sclérotique. Si cette membrane est le siége d'une irritation longtemps continuée, ou d'un ulcère qui ne peut se guérir que lentement, on remarque habituellement entre lui et les vaisseaux voisins une trace grisâtre, demi-transparente, distincte de la cornée saine ; on voit bientôt se développer, dans ce point, une série de vaisseaux artériels, capillaires et veines, qui font parcourir au sang un circuit au travers et aux environs du siége de l'action réparatrice. (Ceci n'arrive pas toujours : des ulcères chroniques de la cornée guérissent lentement sans vaisseaux.) Il est évident qu'ils se développent aux dépens de nouveaux matériaux, qui se sont disposés avec leur formation sur le point qu'ils doivent occuper. De même que, dans une piqûre, la simple transformation des matériaux nouveaux en tissu naturel suffit, sans formation de vaisseaux ; de même, quand le temps le permet, ou quand l'étendue de la brèche à combler l'exige, une partie des matériaux nouveaux se transforme en vaisseaux, qui servent au moins temporairement l'action réparatrice, en apportant directement au milieu des interstices du tissu un supplément de sang. C'est ainsi que la cornée est rendue inutile, pendant un certain temps, par l'introduction dans son épaisseur de parties qui troublent sa transparence, mais qui, suivant les lois de la croissance normale, la rétablissent dans son intégrité. Quand le travail de réparation avance, ces vaisseaux s'affaissent; leurs parois, qui n'étaient qu'imparfaitement organisées, disparaissent, et la cornée redevient perméable à la lumière. J'ai conservé une préparation où ces vaisseaux accidentels, injectés artificiellement, se voient dans toute leur étendue : ils naissent de la conjonctive et de toute l'épaisseur de la sclérotique, et se portent, dans ce cas particulier, dans toute l'épaisseur du tissu lamellé [1]. »

Parfois la réunion ne s'opère pas : les bords de la solution de continuité se cicatrisent isolément. Il s'établit alors une fistule par où l'humeur aqueuse suinte par intervalle, si l'ouverture fistuleuse est étroite, ou d'une façon incessante, lorsqu'elle est large. Dans le premier cas, la cornée perd et reprend alternativement sa tension ; dans l'autre cas, l'œil demeure constamment mou et finit par s'atrophier. Ces fistules sont très-rebelles au traitement ; elles occupent particulièrement la périphérie de la cornée.

### Plaies de la sclérotique.

Les plaies de la sclérotique sont tout à fait inoffensives et guérissent avec facilité, sans provoquer de réaction inflammatoire. La choroïde s'aperçoit au travers et fait généralement hernie, donnant à la solution de continuité un aspect noirâtre caractéristique. L'iris peut aussi s'engager, si la plaie se prolonge jusqu'à la périphérie de la cornée.

Obs. XXX. — B., âgé de 37 ans, carrier.

Le 26 *mai* 1865, un éclat de pierre frappa son œil gauche. Le lende-

1. *Annales d'oculistique*, 1853, p. 14.

main, la sclérotique présente, à 4 millimètres du bord interne de la cornée, une ouverture de 3 millimètres de diamètre, par laquelle on voit la choroïde. Fine injection vasculaire entourant la solution de continuité. Ecchymose sous-conjonctivale. Vision trouble. Pas de douleurs. — Collyre au sulfate neutre d'atropine. Frictions ammoniacales.

La direction de la plaie a une influence sur l'écartement de ses bords. Cet écartement est d'autant plus grand que la direction de la plaie s'éloigne davantage de celle de l'axe antéro-postérieur de l'œil ; ce phénomène est dû à l'action des muscles droits.

Lorsque les plaies de la sclérotique sont larges ou accompagnées d'une perte de substance, des vaisseaux affluent aux alentours ; un épanchement plastique comble la lacune et s'organise pour former un tissu cicatriciel, qui peut plus tard amener par sa rétraction un décollement de la rétine. Ces cicatrices sont habituellement enfoncées. Pour cette raison, des désordres de compression intra-oculaire peuvent résulter de la saillie qu'elles forment du côté de l'intérieur du globe.

Parfois la plaie de la conjonctive se réunit avant celle de la sclérotique ; alors une accumulation de sérosité soulève et distend la première de ces membranes, de façon à former une tumeur d'apparence vésiculaire.

Obs. XXXI. — R., âgé de 28 ans, chaudronnier, en déclouant, le 21 octobre 1865, des pièces à un chaudron, eut l'œil gauche blessé par un éclat d'outil en acier.

23 *octobre*. Plaie de la sclérotique de 4 millimètres d'étendue, longeant le bord interne de la cornée, qu'elle touche par son extrémité inférieure. Hernie de la choroïde et de l'iris ; la pupille s'étend jusqu'à la plaie. A ce niveau, le globe oculaire fait une proéminence comme staphylomateuse. Vision trouble ; pas d'inflammation. Rien d'anormal dans les milieux.

24 *octobre*. La plaie de la conjonctive s'est cicatrisée isolément. Une certaine quantité de sérosité soulève et distend cette membrane en forme de phlyctène.

### Plaies de la région ciliaire.

Les plaies de la région ciliaire présentent tout à la fois les caractères des plaies de la cornée et de celles de la sclérotique. La différence réside dans le pronostic, ces blessures paraissant amener comme résultat définitif l'atrophie de l'œil.

M. Jules Ansiaux fut frappé le premier de ce fait, qu'il exprime ainsi dans les *Annales d'oculistique :*

« Les blessures de l'œil ont souvent pour résultat, comme on le sait, de laisser après elles de graves désordres et fréquemment d'occasionner la perte et l'atrophie de cet organe important. Cette dernière terminaison, ainsi que l'expérience m'a permis de le constater nombre de fois, peut être pronostiquée quand le corps vulnérant a frappé en même temps la cornée et la sclérotique. La première de ces membranes s'affaisse, se ride, et l'atrophie ne tarde pas à s'emparer du globe de l'œil [1]. »

Et plus loin, à propos d'une observation de cette nature :

« Ce fâcheux pronostic (l'atrophie) s'est malheureusement vérifié, comme je l'ai constamment remarqué lorsque la plaie intéresse à la fois la sclérotique et la cornée [2]. »

M. A. Desmarres, sans connaître les idées de M. Jules Ansiaux, a fait la même remarque.

La gravité de ce genre de traumatisme n'a pas non plus échappé à Mackenzie. Il écrit en effet :

« Quand la cornée et la sclérotique sont toutes deux divisées près de leur union, que le muscle choroïdien ou *annulus albidus* est lésé, et l'iris attiré vers un seul côté, non-seulement l'*œil blessé est perdu*, mais il y a de plus beaucoup de chance de voir survenir une ophthalmie sympathique à l'autre œil [3]. »

1. *Annales d'oculistique*, 1842, p. 91.
2. *Annales d'oculistique*, 186, p. 201.
3. *Traité des maladies des yeux*, t. Ier, p. 608.

Pour contrôler cette proposition, j'ai passé à peu près en revue toutes les observations relatives à cette variété de blessures, répandues dans la science et le résultat des recherches auxquelles je me suis livré n'a fait que me confirmer dans cette opinion.

Si nous examinons maintenant comment se comportent les plaies de la région ciliaire et la marche qu'elles suivent, on voit qu'elles amènent la perte de l'œil de trois façons différentes :

1° D'abord, une inflammation violente peut se déclarer et amener promptement la fonte purulente de l'œil ;

2° Ensuite, et surtout lorsque la plaie s'acompagne de quelques désordres intra-oculaires, une phlegmasie lente s'établit et persiste jusqu'à ce que le globe soit atrophié ;

3° Enfin il peut se faire que la plaie se cicatrise parfaitement par première intention, puis au bout d'un certain temps, quelquefois un an après, comme M. A. Desmarres l'a observé chez un pompier, la cornée se ramollit, l'iris se décolore et l'œil s'atrophie.

Obs. XXXII. — B., âgé de 9 ans, s'amusait à lancer en l'air, avec un arc, une flèche qu'il avait confectionnée lui-même, en attachant une épingle à l'extrémité d'une baguette de bois; pendant qu'il la regardait tomber, la flèche pénétra dans son œil droit, par la sclérotique, près du bord de la cornée, à la partie inférieure et externe; il la retira lui-même.

Deux jours après, le 11 juillet 1865, on remarque, à ce niveau, une piqûre; la cornée est trouble et ramollie; la conjonctive est rouge. Cercle vasculaire périkératique. Douleurs violentes autour de l'orbite et à la tempe, s'étendant sur le crâne jusqu'à l'occiput. Vision abolie.— Calomel. Frictions au cérat belladoné. Compression de l'œil pendant la nuit.

13 *juillet*. Fonte purulente de l'œil; les douleurs ont cessé; la cornée est entièrement infiltrée de pus. — Cataplasmes de graines de riz cuites.

Obs. XXXIII. — B., âgé de 12 ans et demi, reçut, le 6 juillet 1865, un coup de pincette sur l'œil droit.

17 *juillet*. Plaie de la cornée, partant de son centre et remontant jusqu'au bord supérieur, où elle empiète sur la sclérotique, dans une étendue de 3 millimètres environ. Procidence de l'iris. Hyphéma. In-

jection conjonctivale. Le rebord orbitaire et la paupière supérieure portent les empreintes du choc de la pincette. Il existe sur ces parties des excoriations qui se sont enflammées et ont déterminé plusieurs petits abcès qu'on a ouverts.

*Traitement.* Scammonée, calomel, frictions avec la pommade de l'oxyde noir de cuivre, conserves au soleil; dans trois jours, usage d'un collyre au sulfate neutre d'atropine.

27 *juillet.* Potion de colchique.

10 *août.* L'œil est en pleine voie d'atrophie; il est mou, diminué de volume et enfoncé dans l'orbite.

Obs. XXXIV. — Louis D., âgé de 15 ans.

Le 9 *octobre* 1861, en coupant un morceau de cuir avec trop de violence, le couteau ne put être retenu à temps et alla frapper son œil droit.

Le même jour, on constate : plaie de la cornée, à la partie interne et inférieure, oblique de haut en bas, et de dedans en dehors, intéressant, par ses deux extrémités, la sclérotique dans une certaine étendue. La pupille est déplacée et correspond à la plaie. Au-dessus du bord pupillaire, il existe sur l'iris un petit épanchement de sang. Ecchymose conjonctivale, à la partie interne du globe oculaire. Issue du cristallin et d'une portion du corps vitré; l'œil est mou et la cornée dépressible, la vision est conservée. Pas de douleurs, calomel; compression légère.

10 *octobre.* L'œil est dur; il s'est rempli; pas de douleurs; rougeur physiologique, dépôt de lymphe plastique entre les lèvres de la plaie.

13 *octobre.* Traînée vasculaire dans la plaie, léger œdème du bord libre des paupières, pas de douleurs; réunion par deuxième intention.

18 *octobre.* Large hernie de l'iris, qui suppure. On passe le crayon de nitrate d'argent.

4 *novembre.* Cicatrisation. On découvre dans le corps vitré une masse rougeâtre qui est un caillot sanguin.

18 *novembre.* Atrophie commençante. L'œil est mou, aplati à sa partie inférieure, pas d'inflammation, pas de douleurs.

6 *décembre.* L'atrophie se caractérise de plus en plus; l'œil est mou, petit, enfoncé; cependant il conserve toujours un peu de vision. Le malade n'éprouve aucune douleur, pas de travail inflammatoire.

Obs. XXXV.—Edmond M., âgé de 24 ans, charron, le 7 octobre 1865, eut l'œil gauche frappé par un repoussoir en décerclant une roue d'omnibus.

Le 27 *décembre*, on constate une plaie du globe oculaire à la partie interne, intéressant la cornée et la sclérotique; hernie de l'iris et de la choroïde au travers. La pupille s'étend jusqu'à la solution de continuité où converge un faisceau vasculaire, la conjonctive est injectée. Le malade a éprouvé de la photophobie, du larmoiement et des douleurs circumorbitaires. Ces symptômes avaient disparu le jour de l'examen. Le champ pupillaire présente une teinte jaunâtre profonde. L'œil est atrophié; il est mou, carré et diminué de volume.—Calomel, frictions au cérat belladoné, compression.

Obs. XXXVI.—G., âgé de 26 ans, mécanicien, eut, il y a 16 mois, l'œil gauche blessé par un poinçon.

Le 21 *octobre* 1865, on constate : une blessure ancienne de la sclérotique et de la cornée, une synéchie antérieure; l'iris est jaune, la chambre antérieure trouble; atrophie; l'œil est mou et carré. Le malade qui, pendant un an, n'a pas éprouvé de souffrances, se plaint maintenant: il distingue encore le jour; deux mois auparavant, il pouvait reconnaître les doigts.

Obs. XXXVII.—Adolphe G., âgé de 49 ans, maçon.

Le 5 *juin* 1865, en faisant un trou dans un mur, il eut l'œil droit blessé par un éclat de pierre.

Le 22 *juin*, on remarque : une plaie cicatrisée, partant du centre de la cornée et se dirigeant obliquement de bas en haut et de dedans en dehors, jusqu'à la sclérotique, qu'elle intéresse dans une certaine étendue. Cataracte traumatique, synéchies postérieures, injection conjonctivale.—Calomel, collyre au sulfate neutre d'atropine, carré de soie noire flottant devant l'œil.

26 *juin*. Opération de la cataracte, par extraction linéaire. Le cristallin est très-diffluent.

28 *juin*. Réunion de la plaie. Iritis.

24 *août*. Atrophie de l'œil, le globe oculaire est petit, enfoncé; la cornée est opaque, et présente des vaisseaux dans son épaisseur, sa circonférence est irrégulière et a diminué d'étendue. Rougeur conjonctivale; les douleurs très-violentes ont cessé depuis huit jours.

En considérant la disposition anatomique de la région ciliaire, on peut se faire une idée de la gravité de ses lésions; nous trouvons, dans la composition de cette région, des parties nombreuses, de nature diverse et d'une grande importance. Ce sont : le *mus-*

*cle, les vaisseaux et nerfs ciliaires, le grand cercle artériel de l'iris, le sinus veineux circulaire, le corps ciliaire.* Toutes ces parties ne peuvent être blessées à la fois, sans qu'il en résulte des troubles dans la nutrition oculaire, indépendamment du danger inhérent à toute lésion traumatique vasculaire ou nerveuse ; la solution de continuité de la coque oculaire se cicatrise sans inconvénient. Mais que se passe-t-il au-dessous ? Nous ne le savons pas au juste ; on peut toutefois s'en douter : le muscle ciliaire est coupé ; par l'effet de sa contractilité, les bords de la plaie s'écartent ; de la lymphe plastique s'épanche et se transforme en tissu inodulaire ; les canaux vasculaires, artériels et veineux se trouvent oblitérés, en ce point, et les nerfs interrompus dans leur continuité. Rien d'étonnant alors à ce que le segment antérieur de l'œil, dont la vitalité est sous la dépendance de ces vaisseaux et nerfs, éprouve une atteinte et s'altère.

S'il en est ainsi, que l'atrophie de l'œil soit le résultat d'une blessure de la région ciliaire, que doit-on penser de l'opération qui consiste à couper le muscle ciliaire, l'opération d'Hancock par exemple ? Il est assez difficile de répondre à cette question, parce qu'il faudrait connaître ce que deviennent dans l'avenir les opérés, que l'on perd de vue assez généralement ; ceux-ci, lorsqu'ils ont besoin plus tard des secours de l'art, s'adressent très-souvent à d'autres médecins qui, n'étant point prévenus, ni suffisamment renseignés, ne peuvent tirer aucune conclusion de quelques cas restreints et isolés.

Je n'ai jamais vu pratiquer cette opération, qui semble de plus en plus se limiter aux mains de son inventeur. M. A. Desmarres a eu occasion d'observer l'atrophie des yeux chez trois malades, qui avaient subi ce genre d'opération depuis plusieurs années. Je ne veux rien préjuger ; le cas, du reste, n'est pas tout à fait le même ; on ne saurait conclure de l'état physiologique à l'état pathologique, les yeux sur lesquels on pratique l'opération d'Hancock, présentant ordinairement un état de congestion et de tension, un procédé opératoire qui consiste à amoindrir cette exubérance de vitalité pourrait fort bien ne faire que les remettre dans leur condition normale.

**Plaies de l'iris.**

L'iris peut être piqué, coupé ou détaché de ses connexions ciliaires. La piqûre de l'iris produit aussitôt l'écoulement d'une quantité variable de sang dans la chambre antérieure, et la contraction de la pupille qui offre un angle rentrant du côté de la blessure. On constate quelquefois une légère saillie à l'endroit de la piqûre.

Les coupures de l'iris, quand elles intéressent cette membrane dans toute la largeur de la petite à la grande circonférence, constituent le coloboma; les bords de la solution de continuité s'écartent et la pupille se trouve déformée. Lorsque la petite circonférence de l'iris n'est pas comprise dans la coupure, l'incision reste béante et forme une pupille artificielle, qui persiste ordinairement, mais peut cependant se refermer, surtout s'il n'y a pas eu perte de substance. Ces pupilles surnuméraires ne gênent pas sensiblement la vision; il peut y en avoir deux, trois et même davantage sur le même œil, sans qu'il en résulte de diplopie ou de confusion dans les images, comme on serait tenté de le croire au premier abord.

Le décollement de l'iris ne s'accompagne généralement point d'une perte de sang. Il est partiel ou total. Dans le premier cas, apparaît près de la périphérie de l'iris une fausse pupille ayant la forme d'un croissant ou d'un demi-cercle, quand la moitié de la circonférence est détachée. Lorsque le décollement est total, on aperçoit un cercle parfaitement noir à la place de l'iris qui est caché derrière la sclérotique; dans ce cas, la vision est confuse et redevient nette, si l'on place devant l'œil une carte percée d'un trou.

Obs. XXXVIII.—Augustine L., âgée de 15 ans, ouvrière en passementerie, le 1er juillet 1865, en se retournant brusquement, s'enfonça dans l'œil droit une tige de cuivre, qu'une de ses camarades tenait à la main.

Le 3 *juillet*, plaie de la sclérotique, vers la partie inférieure et interne à 3 millimètres de la périphérie de la cornée, hernie de l'iris au travers. Décollement de l'iris dans les deux tiers de sa circonférence; cette membrane ne forme plus qu'un croissant de 2 à 3 millimètres de largeur, occupant la partie inférieure de la chambre antérieure. Pas d'épanchement sanguin, le cristallin présente un commencement d'opacité; on peut apercevoir son bord et la zonule de Zinn. Rougeur conjonctivale. Vision trouble.

Obs. XXXIX.—Jean M., âgé de 45 ans, tourneur en bois, le 13 septembre 1865, s'est blessé l'œil gauche avec un compas. Le même jour, plaie de la cornée à sa partie inférieure, près de la périphérie; sa longueur est de 1 centimètre et ses deux extrémités touchent la circonférence de cette membrane. Décollement partiel de l'iris, dont la grande marge fait hernie à travers la plaie; hyphéma occupant le tiers de la chambre antérieure. Développement de vaisseaux autour de la solution de continuité. La vision est abolie. — Calomel, collyre au sulfate neutre d'atropine, glace en permanence.

7 *octobre*. Pas d'inflammation, disparition de l'hyphéma. Cicatrisation par deuxième intention. Pupille artificielle, en forme de croissant, entre la plaie et la partie correspondante du bord cornéen. Rétablissement de la vision.

A la suite des blessures de l'iris et comme conséquence, on peut observer une affection curieuse et fort rare, je veux parler des kystes de l'iris, dont voici un exemple :

Obs. XL.—Eugène L., âgé de 46 ans, menuisier. Il y a quinze mois, il eut l'œil gauche blessé par un clou, qui se brisa pendant qu'il frappait dessus, le clou s'est enfoncé dans l'œil et en est sorti de lui-même. Depuis cette époque, cet organe a toujours été malade.

Le 4 *décembre* 1865, on constate : sur la portion inférieure et un peu interne de l'iris, un kyste transparent, en forme de trèfle, du volume d'un pois; à son niveau, la cornée est déformée et offre une légère saillie; sa transparence est conservée. Au-dessus du kyste, l'iris est représenté par deux brides, l'une transversale, l'autre verticale. Quelques vaisseaux serpentent à la surface du globe oculaire. La vision est confuse, le malade ne peut distinguer les objets.

## Plaies du cristallin.

Les plaies du cristallin, qu'elles soient produites par des instruments tranchants ou contondants, n'ont qu'un seul effet, l'opacification de la lentille. Nous sommes donc conduit à parler de la cataracte traumatique. Beaucoup d'erreurs ont eu cours dans la science, à propos de cette affection. J'ai voulu essayer d'éclaircir certains points à l'aide d'expériences sur les animaux. J'ai dû y renoncer, et on va voir pourquoi : J'ai répété les expériences de Dieterich, et je suis arrivé à des résultats analogues à ceux de MM. Lebert, Robert et Giraldès. Il m'a été impossible, autant de fois que je m'y suis repris, de produire l'opacité du cristallin chez les lapins, seuls animaux sur lesquels j'ai expérimenté ; en enfonçant à travers la lentille des instruments piquants ou tranchants, même de façon à la transpercer de part en part, je n'ai pu obtenir en pareil cas que l'opacité de la capsule, disparaissant après un temps plus ou moins long. Je ne doute pas qu'en mutilant le cristallin, comme l'a fait Dieterich, on n'arrive à amener l'opacification, mais je m'en suis tenu là et n'ai pas insisté davantage, mon but n'étant pas de faire de la pathologie comparée, et ces seules expériences suffisant à me montrer qu'il n'était pas possible de conclure, quant aux blessures du cristallin des animaux à l'homme, chez qui l'opacité est la règle, si faible que soit la lésion. Du reste, par les faits répandus dans la science et par ceux qu'il m'a été possible de recueillir, j'ai pu satisfaire mon esprit relativement aux différents points litigieux de la question.

Cataracte traumatique. —La cataracte traumatique est l'opacité du cristallin produite par une blessure. Mais il ne suffit pas qu'un cristallin soit blessé pour qu'une cataracte en soit inévitablement le résultat. Une autre condition est indispensable, c'est le contact de l'humeur aqueuse avec la substance cristallinienne.

M. Soelberg Wels[1] cite le fait d'un individu chez lequel une parcelle de fer a traversé le cristallin, pour se loger et s'enkyster dans le corps vitré sans troubler la transparence de la lentille.

M. A. Desmarres a vu un malade ayant un œil traversé par une aiguille, de façon que le cristallin était embroché. L'aiguille fut retirée et il ne survint pas de cataracte.

L'observation LXXVII en est encore un exemple.

Par quel mécanisme l'humeur aqueuse détermine-t-elle l'opacité du cristallin? Quelques auteurs l'ont attribuée à la coagulation par ce liquide des produits albumineux du cristallin. Je crois qne cette opacité est plutôt due, comme le prouvent les expériences de M. Castorani[2], au dérangement des molécules du cristallin, par l'humeur aqueuse qui s'interpose entre elles. En effet, un cristallin qu'on fait séjourner dans l'eau se gonfle et devient blanc; exposé ensuite à l'air, au moyen de la chaleur il reprend sa transparence par l'évaporation du liquide. On sait l'influence qu'a sur l'aspect d'un corps le dérangement de ses molécules. L'argent réduit en poudre impalpable est noir. « Chacun a pu se demander, dit M. Castorani, pourquoi la neige est d'une blancheur si éclatante; pourquoi l'eau de savon et l'albumine fortement battues présentent la même couleur et le même éclat. Il me semble que cela doit être attribué à l'extrême division de leurs molécules, division qui est produite par l'air qui vient s'interposer entre elles. Dans le cristallin devenu opaque, le corps diviseur n'est plus l'air, mais bien l'humeur aqueuse, ou l'humeur vitrée ramollie. »

Ce médecin a essayé d'injecter de l'eau ou de l'air dans la

1. *Annales d'oculistique*, 1864.
2. *Gazette hebdomadaire*, 1857.

substance même du cristallin; il n'a pu y parvenir, parce que la capsule ne résistait pas. Mais en renouvelant cette même expérience sur la cornée, qui a une si grande analogie avec le cristallin, cette membrane est devenue complétement blanche. En écrasant entre les doigts des cristallins pris sur des chevaux ou des lapins, il a aussi reconnu que, sous l'influence de cette pression, ils deviennent blancs et opaques.

Ce qui prouve encore que l'opacité de la lentille tient à un dérangement moléculaire, c'est que des cristallins exposés au grand air deviennent opaques et reprennent ensuite leur transparence, si on les plonge dans l'eau.

La cataracte traumatique est molle, ce qui se comprend, puisqu'elle est le résultat d'une imbibition ; sa couleur est blanche, uniforme, sans stries. Elle apparaît ordinairement quelques heures après l'accident; si l'ouverture de la capsule est étroite, la cataracte se développe lentement et progressivement.

Obs. XLI.—Joseph B., âgé de 34 ans, charpentier. Le 10 juin 1865, son œil gauche fut blessé par un éclat d'acier.

Le 15 *juillet*, petite plaie à l'union de la cornée et de la sclérotique à la partie externe et supérieure. A l'examen ophthalmoscopique, on trouve une cataracte commençante.

Obs. XLII.—Alexandre D., âgé de 28 ans, mécanicien, le 2 novembre 1865, à onze heures, eut l'œil gauche blessé par une tête de vis, qu'il burinait. Le même jour, douleur très-vive sur le moment, ecchymose et légère excoriation à la paupière supérieure. Large plaie contuse de la cornée, un peu au-desssus du diamètre transverse, hyphéma. Calomel, glace en permanence, collyre au sulfate neutre d'atropine.

3 *novembre*. Résorption presque complète de l'hyphéma.

4 *novembre*. L'hyphéma a disparu. A l'éclairage oblique, on voit une opacité des couches corticales postérieures du cristallin.

Obs. XLIII.—P., âgé de 29 ans, maçon, le 4 août 1865, eut l'œil droit blessé par un fragment de vitre.

Le 14 *août :* plaie de la cornée et de la sclérotique; à la partie supérieure, hernie de l'iris. Injection de la conjonctive, opacité commençante du cristallin, opacité des coùches corticales postérieures, pas de douleur, vision trouble.

Traitement antiphlogistique.

11 *octobre*. Cicatrisation, pas de changement dans l'état du cristallin.

Obs. XLIV.—Albert B., âgé de 2 ans et demi, Le 10 août 1865, ce jeune enfant jouait, avec son oncle, auprès de sa mère occupée à coudre; il se retourna brusquement pendant qu'elle tirait son aiguille, qui vint s'enfoncer dans son œil gauche.

Le 11 *novembre*, on constate, un peu au-dessus du centre de la cornée, la trace d'une piqûre; cataracte traumatique complète, sous forme d'opacité blanchâtre, occupant tout le champ pupillaire; le cristallin n'est pas gonflé; la pupille est parfaitement mobile.

Obs. XLV.—Eugène P., âgé de 7 ans, fut blessé, il y a trois mois, à l'œil droit par une flèche, formée d'une épingle attachée à l'extrémité d'une baguette en bois.

Le 22 *novembre* 1865, plaie centrale cicatrisée de la cornée; synéchie antérieure à la partie interne, cataracte traumatique complète.

Lorsque l'ouverture de la capsule est grande, le cristallin, trop rapidement imbibé par l'humeur aqueuse, se gonfle et produit des accidents graves de compression. L'iris est refoulé en avant, des masses blanchâtres font saillie entre les bords de la plaie capsulaire, se détachent et tombent dans la chambre antérieure. Le globe oculaire est douloureux à la pression; le malade éprouve des souffrances atroces autour de l'orbite, à la tempe, au cuir chevelu, et quelquefois dans toutes les branches de la cinquième paire. Le sommeil est perdu. Si cet état se prolonge trop, une irido-choroïdite en est la conséquence.

Obs. XLVI.—Léon L., âgé de 26 ans, tailleur de pierres.

Le 29 *septembre* 1865, en cassant une pierre de taille, un fragment frappa son œil gauche.

Le 9 *octobre*, plaie en zigzag de la cornée et de la sclérotique. La solution de continuité, prenant son point de départ à la partie inférieure de la cornée, remonte obliquement en haut et en dehors jusqu'au niveau du diamètre transverse; là elle se coude, en sens inverse, pour gagner la circonférence de cette membrane, où elle se coude de nouveau, intéressant alors la sclérotique obliquement de bas en haut et de dedans en dehors, dans l'étendue de 4 millimètres. Un gros vaisseau sanguin parcourt la partie cornéenne de la plaie, et la choroïde fait hernie à travers la portion scléroticale. La chambre antérieure n'existe pas. L'iris est projeté en avant; tout le champ pupillaire est rempli par une masse blanchâtre, irrégulière, de laquelle des fragments semblent se détacher. La conjonctive est rouge. Les paupières portent la trace d'une ecchymose; perte de la vision. Larmoiement, photophobie, douleurs violentes autour de l'orbite, à la tempe, s'étendant à toute la partie correspondante du cuir chevelu, jusqu'à la nuque.—Calomel, frictions au cérat belladoné, collyre au sulfate neutre d'atropine, compression.

29 *novembre*, la plaie est réunie. Opération de la cataracte par extraction linéaire, avec iridectomie, à cause du leucome que forme la cicatrice. Le malade compte les doigts.

Obs. XLVII.—Eugène B., âgé de 35 ans, maçon, le 7 septembre 1865, eut l'œil gauche frappé par un éclat de pierre.

Le 10 *novembre*, plaie transversale de la cornée, s'étendant du bord interne jusqu'au delà du centre. Plaie correspondante de l'iris; opacité complète du cristallin, qui est gonflé et pousse l'iris en avant. Le malade éprouve des douleurs intra-oculaires violentes qui l'empêchent de dormir.

29 *novembre*. Réunion de la plaie; opération de la cataracte par extraction linéaire. Le malade compte les doigts.

Obs. XLVIII. — B., âgé de 22 ans, peintre en décors.

Le 1er *septembre* 1865, une jeune fille, en jouant, lui lança un coup de ciseaux dans l'œil gauche.

Le 4 *septembre*, on remarque, près du bord libre de la paupière supérieure, une teinte violacée, ecchymotique. La conjonctive est injectée. Plaie de la cornée occupant tout son diamètre transverse; dans les angles, l'iris se trouve engagé, les bords de la solution de continuité ne sont en contact que par leur marge postérieure; les lèvres antérieures sont écartées; il en résulte un angle rentrant, à sommet et dirigé en arrière. La résistance de la cornée, à ce niveau, ne faisant plus équilibre à la pression interne, il se produit un écoulement continuel d'humeur aqueuse. Cataracte traumatique; le cristallin, complétement opaque, est gonflé et fait bomber fortement l'iris en avant. Vives douleurs circumorbitaires; l'œil est extrêmement sensible, à tel point, que le malade est tombé en syncope pendant l'examen. On ne peut écarter les paupières sans le faire souffrir. Larmoiement, photophobie. —Calomel; eau froide; frictions avec pommade belladonée; collyre au sulfate neutre d'atropine, compression.

9 *septembre*. Persistance des douleurs, qui s'étendent maintenant à la joue, aux dents, en un mot à toutes les branches de la 5e paire, du côté correspondant.

15 *septembre*. La souffrance a diminué d'intensité. La plaie et la cornée sont parfaitement transparentes.

22 *septembre*. Des vaisseaux apparaissent dans la plaie.

9 *octobre*. Il n'existe plus de douleurs, la plaie est cicatrisée. Opération de la cataracte par extraction linéaire avec iridectomie. Un peu de sang s'écoule dans la chambre antérieure; on le retire avec la curette. Le malade voit la main, mais ne distingue pas les doigts.

23 *octobre*. Guérison, la vision est rétablie.

Après avoir occasionné l'opacité du cristallin, l'humeur aqueuse en détermine plus tard la résorption, si elle continue à être en contact avec la lentille ; le malade recouvre ainsi spontanément la vision. Ce sont des faits de ce genre qui ont fait croire à la guérison de la cataracte par un traitement médical.

La cataracte traumatique peut encore disparaître sans résorption, par le retour du cristallin à la transparence normale. Robert, Marjolin et M. Desmarres père en ont rapporté des exemples.

Voici deux faits qui m'ont été communiqués par M. A. Desmarres :

Obs. XLIX. — Un ouvrier peintre, en enfonçant un clou dans un mur, eut un œil blessé par un des fragments de ce clou, qui s'était brisé. Trois heures après l'accident, il se présente à la clinique de M. Desmarres, qui reconnaît une cataracte commençante.

Les jours suivants, on ne note pas de progrès dans l'opacification du cristallin. Quinze jours après le début de la maladie, la lentille était parfaitement transparente. M. Desmarres fils, qui a eu occasion de revoir ce malade, trois ans plus tard, a constaté une guérison définitive.

Obs. L. — Consulté, pour un ptérygion, par un manufacturier de Barcelone, M. Desmarres père aperçut, en examinant les yeux du malade, dans un coin du cristallin, un corps noir, réfléchissant la lumière, et qui lui parut être un fragment de cuivre. Le sujet, qu'il interrogea sur ses antécédents, lui fit connaître que, 22 ans auparavant, il avait été blessé à cet œil par un éclat de capsule fulminante. La vision de ce côté fut perdue, mais recouvrée trois semaines après. Il se rappelait très-bien que tous les membres de sa famille lui faisaient remarquer que sa prunelle était blanche et qu'en outre plusieurs médecins, qu'il avait consultés, avaient diagnostiqué une cataracte dans leurs ordonnances.

On trouvera, à l'observation LXXIV, un exemple d'un semblable phénomène, mais où le retour à la transparence ne fut que momentané.

Le retour à la transparence d'un cristallin ainsi opacifié n'a rien de surprenant, du moment que les éléments anatomiques n'ont été que dérangés et qu'il n'y a eu ni altération ni dégénérescence, comme cela se rencontre dans les cataractes spontanées. Il suffit alors que l'humeur aqueuse, interposée entre les molécules de la lentille s'exhale, pour que celles-ci reprennent leur disposition première.

La cataracte traumatique, si elle n'est pas résorbée, perd à la longue ses parties liquides pour ne conserver que ses parties solides, carbonate et phosphate de chaux; la capsule épaissie adhère à ce résidu calcaire, de façon à constituer une variété particulière de cataracte, que l'on désigne sous le nom de *cataracte aride siliqueuse*. La même transformation s'opère dans l'opacité partielle du cristallin ; on aperçoit dans la lentille un petit îlot d'une couleur blanchâtre, crayeuse, parfaitement délimité, qui persiste indéfiniment en conservant les mêmes caractères. Le cristallin peut renfermer plusieurs de ces dépôts ayant chacun une date différente. Cette autre variété de cataracte prend le nom de *pierreuse*, *calcaire* ou *phosphatique*.

### Plaies de la choroïde et de la rétine.

Les instruments piquants, tranchants ou contondants blessent la rétine ou la choroïde de dedans en dehors, en pénétrant par la cornée, ou, ce qui est le plus ordinaire, de dehors en dedans par la sclérotique. Le seul phénomène immédiat pouvant se manifester est l'écoulement du sang qui s'épanche dans le corps vitré ou s'infiltre dans l'épaisseur de ces membranes. Ces diverses hémorrhagies se reconnaîtront par les caractères qui leur sont propres et sur lesquels nous n'avons pas à insister. Une solution de continuité étendue de la choroïde se présente à l'examen ophthalmoscopique sous l'aspect d'une tache blanchâtre, brillante, que constitue la sclérotique mise à découvert, à ce niveau, par l'écartement des bords de la plaie. L'inflammation traumatique de la rétine est rare; celle de la choroïde est beaucoup plus fréquente, lorsque la plaie de cette dernière membrane est très-étendue ou multiple, l'atrophie du globe oculaire en est toujours la conséquence.

---

## CHAPITRE IV

### Plaies contuses.

Je comprends, dans cette catégorie, les solutions de continuité, à bords plus ou moins irréguliers de la coque oculaire, accompagnées de contusions des parties internes du globe; quelles que soient d'ailleurs la forme et la nature de l'agent vulnérant.

Les instruments mousses produisent très-souvent des plaies, qui ne diffèrent en rien, par leurs phénomènes, leur pronostic et leur traitement de celles causées par un instrument tranchant, leur gravité est subordonnée aux désordres internes. Les plaies irrégulières de la cornée et de la sclérotique guérissent sans plus d'accidents que celles qui sont parfaitement nettes.

La perforation de la coque oculaire peut siéger à la sclérotique, à la cornée, à leur union ou même intéresser ces deux membranes. Lorsque la sclérotique est rompue, la choroïde et la rétine le sont généralement aussi; mais la conjonctive, par sa laxité, échappe souvent à la rupture et retient le cristallin et les humeurs de l'œil, qui ont de la tendance à s'échapper. Cet état constitue ce que l'on désigne sous le nom de *luxation sous-conjonctivale du cristallin.*

Dans ce genre de lésions, la solution de continuité paraît avoir adopté un lieu d'élection, qui est presque constamment la partie interne et supérieure du globe. A ce niveau, on remarque une tumeur arrondie, ayant à peu près le volume et la forme du cristallin, résistante au toucher, blanchâtre, transparente, ressemblant à un kyste séreux. La pupille s'étend jusqu'à la plaie.

On a la preuve que cette tumeur est due à la présence, en ce point, de la lentille cristallinienne, par la dépressibilité et la déformation de la cornée; mais, lorsqu'un épanchement de sang dans la chambre de l'œil n'y met pas obstacle, on en a une preuve encore plus certaine, en s'assurant que le malade peut voir nettement et lire avec les verres biconvexes n$^{os}$ 3, 4 et 5, et si, en répétant l'expérience des images de Sanson, on trouve deux de celles-ci faisant défaut. A ces symptômes peut se joindre une ecchymose palpébrale et sous-conjonctivale. Le cristallin est dépourvu de sa capsule; rarement il s'est déplacé avec elle. Il reste transparent ou devient opaque et se résorbe. Au bout de deux à trois semaines, si on ouvre la portion de conjonctive qui le recouvre, on trouve la plaie scléroticale parfaitement cicatrisée.

Voici deux exemples de ce genre de lésions :

Obs. LI. — S., cocher, âgé de 43 ans, le 23 *septembre* 1864, eut l'œil gauche frappé par un morceau de fer. Aussitôt, douleur vive et perte de la vision. A la partie interne du globe oculaire, se montre une tumeur grosse comme une petite noisette, transparente, ressemblant à un kyste séreux, à parois minces. A la surface rampent quelques vaisseaux. La conjonctive est boursouflée et d'un rouge violacé; la cornée est dépressible, la pupille s'étend jusqu'à la tumeur; épanchement de sang dans le corps vitré et dans la chambre antérieure; le malade éprouve de la difficulté pour diriger l'œil en dedans et en haut; il perçoit la lumière, mais ne distingue rien; pas de souffrance.

Application de vingt sangsues, frictions circumorbitaires avec la pommade belladonée. Calomel.

Le 25 *octobre*, M. A. Desmarres fait une incision à la tumeur, il en sort le cristallin opacifié; la sclérotique présente à ce niveau une cicatrice irrégulière, enfoncée et noirâtre; la vision est obscurcie par un brouillard.

Obs. LII. —*Hôpital Saint-Antoine, salle Saint-Lazare, n° 9, service de M. le professeur Jarjavay.*

Augustin P., âgé de 42 ans, journalier. Le 14 *septembre* 1862, vers minuit, il reçut au milieu d'une rixe, d'un de ses camarades, un coup de poing appliqué sur l'œil gauche obliquement de bas en haut et de gauche à droite. Immédiatement, très-vive douleur; il s'est couché, n'a point dormi et s'est épongé l'œil toute la nuit; la vision a été perdue aussitôt après; la souffrance augmentait de plus en plus, et le malade, ne pouvant plus la supporter, s'est décidé à entrer à l'hôpital, le 17 septembre.

A la visite du lendemain, on constate : un gonflement considérable de l'œil; la conjonctive est boursouflée, tendue, luisante, d'une couleur rouge lie-de-vin. Elle forme un chémosis très-accentué. A la partie supérieure et interne, on remarque une tumeur résistante, recouverte par la conjonctive, les paupières sont fortement ecchymosées; l'iris a été irrégulièrement déchiré, de manière à former, par les deux bords de sa section, un triangle à base interne et supérieure, regardant la tumeur. Hémophthalmie. Douleurs lancinantes dans le globe oculaire. Ce malade est prédisposé à la contusion de l'œil, par la conformation de son rebord orbitaire, qui ne forme pas de saillie en avant, mais est relevé et déjeté en arrière, de façon à rendre le globe oculaire tout à fait superficiel et saillant. On a ordonné des bains de pieds sinapisés, la diète et des compresses d'eau fraîche, avec des frictions d'onguent napolitain.

2 *octobre*. Sous l'influence du traitement, les douleurs ont disparu. Il n'y a pas d'inflammation; la tumeur de la partie interne et supérieure est plus marquée; elle est d'une couleur jaune et ambrée. Quand on la prend avec les doigts, elle offre un certain degré de mollesse; sa pression est indolore. Le malade, qui avait perdu le sommeil et l'appétit, dort et mange bien maintenant.

4 *octobre*. L'ecchymose des paupières a disparu; excision, avec des ciseaux, d'une portion de la conjonctive, au niveau de la tumeur; sortie d'une quantité de corps vitré et de sang. Pas de cristallin; il a été résorbé.

6. *octobre*. Eau de Sedlitz.

9. Le malade commence à voir.

14. Collyre au sulfate neutre d'atropine.

21. Distingue les doigts.

23. La vision revient.

25. Douleurs temporales.

29. *Exeat*. Les douleurs sont moins prononcées dans la tempe gauche; la cornée est projetée en avant, surtout à la partie supérieure et interne.

Lorsque la sclérotique est rompue avec lésion de la conjonctive, ou que la solution de continuité atteint la cornée, on observe les mêmes désordres que précédemment, c'est-à-dire déplacement des parties intra-oculaires, accompagné d'un épanchement de sang sous toutes les formes, avec cette différence que les milieux de l'œil: humeur aqueuse, corps vitré, cristallin, au lieu de rester à la surface du globe sont complétement expulsés. Dans ce dernier cas, le pronostic est plus grave, l'œil pouvant se vider entièrement.

Obs. LIII. — G., âgé de 55 ans, boucher, reçut, il y a six semaines, un coup de cornes de vache, à l'œil droit.

Le 6 *décembre* 1865, on constate: une large cicatrice scléroticale, noirâtre, enfoncée, parallèle au bord supérieur de la cornée; la pupille s'étend jusqu'à la plaie; la conjonctive bulbaire est un peu injectée; apoplexie du corps vitré; la dépressibilité de la cornée et l'absence de deux des images de Sanson indiquent que le cristallin a été chassé; la vision est abolie, il n'y a pas de douleur.

Obs. LIV. — Alexandre L., âgé de 42 ans, garçon blanchisseur, le 21 septembre 1865, en se retournant brusquement, s'est frappé l'œil droit contre l'extrémité libre d'une barre de fer, fixée dans une muraille.

Le 5 *octobre*, plaie profonde à la sclérotique d'un centimètre de longueur, à la partie externe, oblique de haut en bas et de dehors en dedans. Son extrémité inférieure touche la circonférence de la cornée. De ce point, une plaie de la conjonctive s'étend transversalement en dehors, laissant apercevoir la sclérotique entre ses bords; ces deux plaies, conjonctivale et scléroticale, interceptent un angle à sommet correspondant à la circonférence de la cornée. Ecchymose sous-conjonctivale, les chambres sont pleines de sang, on ne peut distinguer l'iris, pas de douleurs.

Obs. LV. — V., âgé de 44 ans, maçon. Le 15 avril 1865, en rompant une barre de fer avec un marteau, celle-ci se brise et une des extrémités fracturées frappe son œil. Le 13 *juillet*, on remarque au-dessous de la cornée une cicatrice étendue d'une large plaie de la sclérotique, avec hernie de la choroïde; la pupille s'étend, en haut et en dehors, jusqu'à la circonférence de la cornée; à l'ophthalmoscope, le champ pupillaire conserve sa couleur noire. Le fond de l'œil ne donne aucun reflet; ce qui indique une apoplexie du corps vitré; le malade n'éprouve pas de douleur; il voit les objets sans les distinguer.

Obs. LVI. — Frédéric R., âgé de 21 ans, terrassier, le 18 juillet 1865 au soir, en aidant un de ses camarades à ranger des bouteilles sur une planche située au-dessus de sa tête, une d'elles se brisa contre les autres, et le goulot lui tomba sur l'œil gauche; il y eut un écoulement de sang assez abondant. A l'examen, le 22 juillet, on trouve quelques taches ecchymotiques sur les paupières et la partie supérieure interne de la joue. La paupière supérieure présente une solution de continuité, qui s'étend très-obliquement de haut en bas et de dedans en dehors, depuis le bord adhérent jusqu'au bord libre; la moitié inférieure de cette plaie intéresse la paupière dans toute son épaisseur; il existe également, à la paupière inférieure, une plaie située à l'union du tiers externe avec les deux tiers internes; elle est superficielle et s'étend obliquement de haut en bas et de dedans en dehors, depuis le bord libre jusqu'au bord adhérent. Lorsque les deux paupières sont fermées, les plaies se continuent entre elles, suivant une même ligne; les bords sont réunis, elles sont en voie de cicatrisation; la conjonctive est rouge et boursouflée, il existe un chémosis séreux; en élevant fortement la paupière supérieure et en faisant diriger l'œil du malade en bas et en dedans, on aperçoit, en haut et en dehors, une plaie de la sclérotique avec hernie de la choroïde, sous forme d'une traînée noirâtre d'un centimètre et demi de longueur sur 4 millimètres de largeur, serpentant irrégulièrement autour de la cornée, à une distance de 4 millimètres de sa circonférence. Cette plaie scléroticale correspond exactement à celle de la paupière supérieure, comme direction et situation.

Les trois quarts inférieurs de la chambre antérieure sont remplis d'un sang noirâtre, se déplaçant suivant les diverses inclinaisons de tête du malade. Ce large hyphéma ne permet de voir que le quart supérieur de l'iris ; pas de douleur ; vision complétement perdue. On prescrit : un décigramme de calomel matin et soir, des lotions d'eau froide et un collyre au sulfate neutre d'atropine.

25 *juillet*. Le chémosis disparaît, la conjonctive pâlit; frictions autour de l'orbite, avec du cérat belladoné.

28 *juillet*. L'œil est mou et en pleine voie d'atrophie.

9 *août*. La conjonctive continue à pâlir ; les plaies palpébrale et scléroticale sont entièrement cicatrisées. L'hyphéma est constitué par un liquide rouge vermeil, occupant la moitié inférieure de la chambre antérieure; le malade se plaint de ressentir, depuis quelques jours, des douleurs qui l'empêchent de dormir; frictions au cérat belladoné, pour calmer les souffrances.

14 *août*. A la place de la plaie scléroticale se trouve une cicatrice enfoncée; l'hyphéma a presque complétement disparu, la pupille est noire et très-dilatée, l'iris a une couleur vert jaunâtre; celui de l'œil sain est bleu ; vision nulle.

Obs. LVII. — *Hôpital Beaujon, deuxième pavillon, n° 49, service de M. le professeur Jarjavay.*

Jean-Pierre S., âgé de 41 ans, s'est blessé en coupant un morceau de bois de bouleau, le 21 avril 1865. Le couteau, par un faux mouvement, a dévié et est venu frapper son œil droit; le choc s'est produit autant avec la main qu'avec le couteau ; le malade a vu s'écouler de son œil une certaine quantité d'un liquide qu'il compare à du blanc d'œuf; c'était évidemment l'humeur vitrée.

A son entrée, le 28 *avril*, on constate : une plaie de la cornée, située à l'union du tiers supérieur avec les deux tiers inférieurs de cette membrane, et s'étendant d'un bord à l'autre de la circonférence, obliquement de haut en bas, et de dehors en dedans. Ecchymose sous-conjonctivale; perte de la vision; très-vives douleurs circum-orbitaires, qui ont persisté pendant quinze jours.

Traitement antiphlogistique, sangsues, vésicatoires, calomel, collyre au sulfate d'atropine. Sous l'influence de cette médication, les douleurs ont disparu et la vision a commencé à revenir; la plaie s'est réunie par deuxième intention; la vision, revenue pour un moment, a disparu de nouveau. A l'éclairage oblique, on reconnaît une apoplexie du corps vitré. Dans le champ pupillaire, on aperçoit trois caillots de couleur jaune d'ocre.

Le 11 *mai*, le malade a quitté l'hôpital.

Obs. LVIII.—André P., âgé de 41 ans, cantonnier, le 17 *octobre* 1865, en cassant, avec une serpe, un morceau de bois sur un billot, eut l'œil droit blessé par un des fragments.

Le 21 *octobre*, la cornée présente trois éraillures parallèles à la partie inférieure; en haut et en dedans, près de la circonférence, petite perforation ayant les dimensions d'un grain de millet, par où l'iris fait hernie. Hyphéma. La pupille est dilatée et offre des synéchies.. Par l'éclairage direct, on reconnaît un large décollement de la rétine; injection conjonctivale plus accentuée à la partie interne; la vision, complétement abolie les deux premiers jours, a commencé ensuite à se rétablir; les douleurs, qui ont empêché le malade de dormir pendant deux nuits, se sont calmées.—Calomel, frictions avec le cérat belladoné; collyre au sulfate neutre d'atropine.

3 *novembre*. Disparition de l'hyphéma, cicatrisation de la plaie de la cornée, vision faible.

Obs. LIX. — Michel L., âgé de 38 ans, homme de peine, le 28 *septembre* 1865, s'est heurté l'œil gauche contre une planche.

Le 30 *octobre*, on constate : une plaie de la cornée le long de la partie supérieure de sa circonférence; elle ressemble à une plaie d'opération de cataracte par kératotomie supérieure; les bords sont réunis; la pupille s'étend jusqu'à la solution de continuité; il existe un tremblement de l'iris. On voit que le cristallin n'est pas sorti, parce que le malade ne peut lire avec un verre biconvexe n° 2 et demi placé devant l'œil blessé. Par l'examen ophthalmoscopique, on reconnaît un décollement de la rétine et des corps flottants du corps vitré.

Obs. LX. — Nicolas L., âgé de 31 ans, terrassier, le 17 *juillet* 1865, vers 10 heures du soir, étant en état d'ivresse, s'est pris de querelle avec deux autres individus et reçut de l'un d'eux un coup de poing sur l'œil droit. Le lendemain, large ecchymose noirâtre des paupières; épanchement de sang sous la conjonctive. Cette membrane présente une couleur d'un brun rougeâtre; rupture de la cornée, de la sclérotique et de la conjonctive, à la partie inférieure et interne. Hernie de l'iris. La pupille s'étend jusqu'à la plaie. Cataracte commençante, vision trouble; pas de douleur. — Glace en permanence sur l'œil blessé. Collyre au sulfate neutre d'atropine; un décigramme de calomel, matin et soir.

14 *août*. Disparition complète des ecchymoses palpébrale et sous-conjonctivale; pas d'inflammation; augmentation de l'opacité cristallinienne.

---

# CHAPITRE V

## Complications des plaies de l'œil.

Les plaies du globe oculaire sont exposées aux mêmes accidents immédiats ou consécutifs, qui compliquent les plaies de toute autre partie du corps. On a vu de simples plaies de la cornée entraîner à leur suite le tétanos ou des hémorrhagies aussi compromettantes pour la vie des malades que celles qui surviennent après l'amputation d'un membre.

Ces complications sont de quatre espèces: l'*inflammation*, l'*hémorrhagie*, les *troubles nerveux* et les *corps étrangers*.

### A. — Ophthalmie traumatique.

L'ophthalmie traumatique est l'inflammation qui survient à la suite d'une blessure de l'œil; elle ne diffère, par aucun de ses caractères, de celle qui est provoquée par toute autre cause. Son développement est favorisé par un état constitutionnel, diathésique, du sujet : scrofule, rhumatisme, diabète, albuminurie, ou par quelques phlegmasies oculaires préexistantes.

L'inflammation, prenant son point de départ à la solution de continuité, reste limitée à la membrane lésée, ou s'étend à d'autres, ou même les envahit toutes, pour devenir générale et constituer le phlegmon de l'œil.

Lorsque la phlegmasie n'est que partielle, elle affecte ces trois formes : *suppuration de la cornée, iritis* et *irido-choroïdite.*

Suppuration de la cornée. — Cette forme est toujours précédée de l'inflammation des parties externes du globe oculaire, paupières et conjontive. Le bord libre des paupières est œdématié et humecté par un liquide séreux d'abord, muco-purulent ensuite, qui s'accumule dans le grand angle de l'œil; les cils sont collés entre eux par pinceaux. En ce moment, on trouve les lèvres écartées, gonflées et recouvertes d'une matière jaunâtre puriforme.

La maladie peut s'arrêter à cette période, sous l'influence d'un traitement convenable ; mais on doit peu y compter. L'infiltration purulente gagne de plus en plus les couches de la cornée, et finit par l'envahir entièrement. Du pus se dépose dans la chambre antérieure ; l'œdème occupe toute la paupière supérieure, et le liquide du bord libre devient purulent. La conjonctive, très-rouge, forme un chémosis phlegmoneux. Le pronostic est alors des plus graves : la cornée se détache, l'œil se vide et se transforme en un moignon ; la douleur peut se montrer, soit au début, soit à toute autre période de la maladie; elle indique que l'iris participe à l'affection.

Obs. LXI.—T., âgé de 50 ans, terrassier. Le 14 *juillet* 1865, un éclat de bois, de la grosseur du pouce, frappa son œil gauche. Dix jours après, large plaie perforante transversale de la cornée; les bords sont gonflés, écartés et recouverts d'une matière jaunâtre; les couches de la cornée sont infiltrées de pus; un hypopyon remplit la moitié de la chambre antérieure. La conjonctive est rouge, les paupières un peu œdématiées; pas de douleurs; la vision est perdue.

*Traitement.* Application de 12 sangsues à la tempe gauche; frictions autour de l'orbite, avec la pommade à l'oxyde noir de cuivre. Collyre au sulfate neutre d'atropine. Scammonée.

Iritis. — L'iritis traumatique est consécutive, soit à la blessure de l'iris, soit à celle d'une autre membrane de l'œil.

Les plaies de l'iris, qui occasionnent l'inflammation de cette membrane, sont des solutions de continuité, à bords éraillés et irréguliers.

Celles dont la surface de section est parfaitement nette, quelles qu'en soient la forme et l'étendue, ne donnent point lieu de redouter cette complication; tandis que le moindre froissement, la plus petite écorchure, une simple piqûre la déterminent.

Pour qu'une iritis se déclare consécutivement à la blessure de toute autre membrane que l'iris, il n'est pas indispensable que la membrane lésée soit prise elle-même d'inflammation; après une plaie de la cornée, en voie de cicatrisation régulière, ou parfaitement cicatrisée, même par première intention, on voit surgir cette complication, sans cause appréciable. Dans ce cas, on est obligé d'admettre une prédisposition constitutionnelle de l'individu.

Obs. LXII.—Émile L., âgé de 7 ans, le 17 *novembre* 1865, se frappa l'œil gauche contre la pointe d'une plume métallique, qu'un de ses camarades de classe tenait à la bouche. Le lendemain, plaie de la cornée, au-dessus et en dehors du centre, oblique de haut en bas et de dehors en dedans. Sa longueur est de 4 millimètres. Les bords sont écartés et recouverts d'une matière blanchâtre. Le reste de la membrane est parfaitement transparent. Iritis commençante : l'iris est verdâtre, tandis que celui de l'œil sain est bleu; la pupille est contractée; injection vasculaire périkératique; douleurs circumorbitaires et temporales, légère photophobie, larmoiement.

*Traitement.* Calomel, frictions avec la pommade belladonée, collyre au sulfate neutre d'atropine, carré de soie noire flottant devant l'œil.

Obs. LXIII. — Louis L., âgé de 21 ans, serrurier. Le 24 *octobre* 1865, en burinant, reçut sur l'œil gauche un copeau de fer, gros comme la moitié du pouce. Il a continué de travailler, sans prendre de soins.

Le 4 *novembre*, on trouve, à la partie inférieure et un peu interne de la cornée, une petite plaie cicatrisée; pas d'autre altération du côté de cette membrane; iritis : l'iris est jaune verdâtre, la pupille présente des synéchies organisées; on remarque la trace d'un hypopyon, injection vasculaire périkératique, ecchymose conjonctivale à la partie inférieure, au-dessous de la cornée. Le malade éprouve des douleurs autour de l'orbite gauche et dans tout le côté correspondant de la face; vision trouble, peu de photophobie et de larmoiement.

*Traitement.* Application d'une ventouse à la tempe gauche, frictions circumorbitaires, avec le cérat belladoné; collyre au sulfate neutre d'atropine, carré de soie noire flottant devant l'œil.

Irido-choroïdite. — Cette inflammation s'établit indiféremment après une blessure de la choroïde, de l'iris, du cercle ciliaire ou de la cornée. Elle débute par la choroïde, lorsque le traumatisme se porte sur cette membrane. Dans les autres circonstances, l'altération commence par l'iris. Sa marche est lente ou aiguë ; quand elle adopte ce dernier caractère, elle devient promptement suppurative. L'iris prend une teinte jaune verdâtre, et on voit, sans le secours de l'ophthalmoscope, le fond de l'œil, qui est jaunâtre ou blanchâtre. Dans l'un et dans l'autre cas, l'atrophie de l'œil est toujours le résultat final.

Obs. LXIV. — Justin A., âgé de 12 ans, en cassant une pierre, le 12 *octobre* 1865, un morceau frappa son œil droit.

Le 3 *novembre*, on constate : une plaie de la cornée cicatrisée ; l'iris et le cristallin ont été également blessés, à la partie interne. Irido-choroïdite suppurative : de gros vaisseaux tortueux et variqueux rampent sous la conjonctive; une injection vasculaire très-fine entoure la cornée, l'iris est décoloré; à travers la pupille irrégulière, déchiquetée et bordée de noir, on remarque une opacité profonde, d'une teinte jaune verdâtre uniforme. L'œil présente un commencement d'atrophie, il est moins résistant à la pression digitale que son congénère; son volume a subi une diminution; sa forme est un peu carrée. Vision abolie, douleurs circumorbitaires.

*Traitement.* Frictions avec le cérat belladoné, collyre au sulfate neutre d'atropine.

Obs. LXV.—Louis B., âgé de 9 ans. Le 8 *octobre* 1865, un de ses camarades de classe lui blessa l'œil gauche, avec le tuyau d'un porte-plume en cuivre. Un médecin consulté immédiatement a ordonné cinq sangsues, un collyre et des frictions avec une pommade. Douze jours après, on remarque une petite plaie de la région ciliaire, située au-dessous de la circonférence de la cornée. — Irido-choroïdite suppurative : injection vasculaire périkératique; hypopyon. L'iris présente une coloration jaune verdâtre. La pupille est dilatée : cette mydriase tient très-probablement à l'action de l'atropine, que devait contenir le collyre ordonné par le premier médecin. Le fond de l'œil a un aspect jaunâtre. La rétine est largement décollée : on la voit flotter dans le corps vitré sans se servir de l'ophthalmoscope.

*Traitement.* Collyre au sulfate neutre d'atropine, frictions au cérat belladoné, calomel.

Obs. LXVI.—Gérôme G., âgé de 33 ans, tôlier, a été blessé à l'œil gauche, le 3 *novembre* 1865, par un morceau de tôle.

Le 22 *novembre*, on voit, au centre de la cornée, une plaie cicatrisée. L'œil est affecté d'un nystagmus qui date de l'enfance. Irido-choroïdite suppurative : l'iris a perdu son aspect fibrillaire et présente une teinte jaune verdâtre. La pupille offre des synéchies. Hypopyon. Le fond de l'œil a une couleur verdâtre. A la partie inférieure, on remarque une petite masse jaunâtre qui doit être de nature purulente; injection vasculaire périkératique. Perte de la vision. Le malade a éprouvé de la douleur, du larmoiement et de la photophobie. Ces symptômes ont disparu.

Obs. LXVII.—Childéric L., âgé de 45 ans, mécanicien. Il y a cinq ans, en travaillant des meules de moulin, un éclat de pierre le blessa à l'œil gauche, dont la vision se perdit un an après.

Le 4 *septembre* 1865, à l'examen, cicatrice sur la cornée, irido-choroïdite à marche lente : la conjonctive bulbaire présente une rougeur uniforme. Du sang est mélangé à l'humeur aqueuse. L'iris est décoloré et offre des épanchements de sang à sa surface, la pupille est atrésiée et oblitérée par une exsudation plastique.

Depuis cinq à six jours, le malade ressent des douleurs; comme il existe encore des phosphènes, M. A. Desmarres se propose de pratiquer l'iridorhexis.

Obs. LXVIII.—J., âgé de 40 ans, liquoriste. Au mois de septembre 1843, il eut l'œil droit blessé par la pointe d'une pince, et après quatre mois de traitement, son œil cessa d'être rouge et douloureux, la vue resta trouble; mais, au 24 février 1848, vers les deux heures du matin d'une nuit passée au bal, et dans les fatigues de la danse, il ressentit des élancements dans son œil qui redevint rouge et dont la vision s'obscurcit complétement.

Le 9 *juin*, l'inflammation s'étant dissipée, l'œil revint au même état qu'auparavant.

Le 19 *juillet* 1865, après un travail excessif dans une cave humide, J. prit chaud et froid et éprouva aussitôt, dans son œil, une douleur profonde, avec élancements et sentiment de distension, comme si cet organe allait éclater. La douleur s'étendit à la tempe correspondante et autour de l'orbite; elle est accompagnée de photophobie et de larmoiement.

A l'examen du 25 *juillet* 1865, on constate : une rougeur très-vive de la conjonctive. A la partie interne du globe existe une plaie ancienne de la sclérotique, avec hernie de la choroïde et de l'iris. Cette plaie a une direction verticale, sa longueur est de 5 millimètres sur 3 de largeur. La circonférence de la cornée n'est pas régulière, elle est aplatie en dedans, et plus étroite en haut qu'en bas. L'iris est décoloré et offre à sa surface un épanchement de sang. La pupille, irrégulière, ne correspond plus au centre de cette membrane : elle est portée en dedans contre la partie interne de la périphérie de la cornée. A travers le champ pupillaire, on distingue une opacité profonde, d'une teinte blanchâtre uniforme. La chambre antérieure est diminuée; l'iris semble toucher la cornée. Vision complétement abolie.

*Traitement.* Calomel, collyre au sulfate neutre d'atropine, frictions autour de l'orbite avec le cérat belladoné.

Phlegmon. — Après avoir été précédé des symptômes propres à l'inflammation de la membrane où réside le point de départ, le début du phlegmon est annoncé par une douleur violente, pulsatile ressentie au fond du globe oculaire et s'étendant autour de l'orbite, à la tempe, au cuir chevelu et à la face. Il s'y ajoute de la photopsie, du larmoiement et de la photophobie; le globe oculaire se distend, augmente de volume et se projette en avant. Les paupières sont rouges, gonflées, tendues; la conjonctive s'injecte et forme un chémosis. Si la cornée n'a pas entièrement perdu sa transparence, on voit l'iris décoloré, la pupille contractée, l'humeur aqueuse sanguinolente et le fond de l'œil rougeâtre. La fièvre avec le délire accompagne ces symptômes locaux. Si, à cette période, la résolution ne se fait pas, des frissons et une rémission dans les douleurs indiquent que la suppuration commence à se former. Quelque temps après, ces douleurs, momentanément calmées, renaissent avec leur intensité première, le globe subit une nouvelle augmentation de volume, la cornée est bombée et opaque. La résorption du pus a été observée, mais c'est un fait tout à fait exceptionnel; généralement, la coque oculaire finit par se rompre, soit du côté de la sclérotique, soit du côté de la cornée; le malade est aussitôt soulagé; le pus sort au dehors, l'œil se vide et se transforme en un moignon.

Lorsque la perforation tarde à se faire, le pus peut se tracer un chemin vers l'encéphale et causer la mort du sujet, par propagation de l'inflammation aux méninges. Voici une observation remarquable par ses détails nécroscopiques, où l'on voit le pus fuser jusqu'au cerveau, par la gaîne du nerf optique.

Obs. LXIX.—Jean-Michel B., âgé de 77 ans, tailleur de pierre, entre, le 16 juin 1862, dans le service de M. le professeur Jarjavay, à l'hôpital Saint-Antoine, salle Saint-François, nº 24. Quelques jours après, il subit, à l'œil gauche, l'opération de la pupille artificielle. Ophthalmite consécutive, douleurs violentes dans la région oculaire, rougeur et tuméfaction des paupières; la supérieure recouvre le globe de l'œil, qui est gonflé, volumineux et saillant. La conjonctive devient d'un rouge violacé et forme une chémosis; une sécrétion muco-purulente s'écoule du bord libre des paupières, la cornée est opaque. Fièvre et délire.—Cataplasmes laudanisés sur l'œil, bains. Il succombe dans la journée du 8 septembre.

*Autopsie le 10 septembre*, pratiquée par nous, sous la direction de M. le docteur Guyon, chirurgien par intérim.

A l'ouverture du crâne, on trouve : une augmentation dans la quantité du liquide sous-arachnoïdien, un peu de pus flottant dans le liquide ventriculaire, qui est aussi plus abondant. Injection de la pie-mère, état piqueté du cerveau. C'est une méningo-encéphalite à la première période. Du reste, les symptômes fournis par le malade se rapportaient à la période d'exaltation; il n'y a pas eu de collapsus. L'intérieur du globe de l'œil n'est qu'un foyer purulent où l'on ne peut distinguer aucune des parties constituantes. Le nerf optique, dont la gaîne est intacte et seulement injectée, est complétement désorganisé et remplacé par du pus; on trouve en parfait état les tissus qui entourent le globe oculaire et la gaîne du nerf optique; la suppuration de celui-ci s'arrête au niveau du chiasma. Les bandelettes optiques sont ramollies, mais ne présentent pas d'altérations de texture. L'inflammation a donc été exactement limitée au globe oculaire et de là s'est propagée au cerveau par l'intermédiaire du nerf optique.

Cette observation vient aussi confirmer la juste remarque de M. Desmarres[1] : que les opérations les plus régulièrement exécutées sont plus particulièrement suivies de ce terrible accident.

« Chose étrange et inexplicable, c'est le plus ordinairement « quand l'opération est régulière de tout point, et que le chirurgien « est en droit de compter sur un beau succès, qu'il est frappé de cette « cruelle déception (le phlegmon). Je l'avoue, il y a bien des « années que je fais des opérations, et en grand nombre, eh bien! « aujourd'hui encore, lorsque cela arrive, je me demande la cause « de ce malheur sans pouvoir la trouver. »

L'état général de l'individu doit jouer le principal rôle dans le développement de cette affection.

« L'unité qui a présidé à l'organisation d'un corps aussi com- « pliqué que le nôtre, dit Bowman[2], fait que les maladies des « grands organes de la nutrition, tels que l'appareil digestif, qui « fournit les matériaux, celui de la respiration qui les renouvelle, « celui de la circulation qui les distribue, et enfin l'appareil « excrétoire qui les purifie, retentissent sur toutes les parties.

1. Desmarres, *Traité des maladies des yeux*, t. III, p. 254.
2. *Annales d'oculistique*, 1853, p. 22.

« Chaque fois que le sang est appauvri ou altéré, chaque fois « que la balance normale de la circulation est interrompue, la « nutrition s'altère dans toutes les parties qui viennent puiser « leurs matériaux dans le sang. Celui qui n'a point égard à ce « qu'on appelle l'état général ne comprendra jamais rien aux « phénomènes morbides des diverses parties de l'œil. »

### B. — Hémorrhagie.

Lorsqu'une des membranes vasculaires de l'œil, iris, choroïde, rétine, a été l'objet d'un traumatisme, il s'écoule une certaine quantité de sang qui se dépose dans une des parties du globe oculaire, prenant le nom d'*hyphéma* ou d'*apoplexie*, suivant qu'il occupe l'hémisphère antérieur ou postérieur. Cette hémorrhagie peu abondante, ne compromettant en rien l'existence du malade et s'arrêtant spontanément au bout de peu de temps, ne constitue pas une complication ; ce n'est qu'un des phénomènes naturels de toute solution de continuité intéressant un tissu vasculaire. Je n'ai pas à m'occuper de ce genre d'hémorrhagie, mais bien de cet écoulement sanguin, désigné improprement sous le nom d'*hemorrhagia a vacuo*, survenant après une incision, une ponction et même une simple piqûre de la cornée, principalement dans les opérations de cataracte par extraction, de staphylotomie, d'iridectomie, d'évacuation de l'humeur aqueuse, écoulement sanguin qui, par son abondance et sa persistance, peut faire surgir de véritables craintes pour la vie des malades.

Le premier symptôme accusé par le sujet est une douleur soudaine, ressentie au fond du globe oculaire avec irradiation dans le front et la tempe. Cette douleur, accompagnée quelquefois d'une photopsie éclatante, est toujours en rapport avec la force de l'hémorrhagie, et assez violente pour arracher des cris aux malades. Immédiatement après, le corps vitré s'échappe par la plaie, entraînant parfois des lambeaux de rétine et de choroïde ; le sang arrive ensuite, coule le long des joues d'une façon incessante, ou sort en jet comme dans le fait rapporté par Tartra, où le sang jaillit à une distance de trois pouces. Si l'appareil est appliqué, tous les linges du pansement en sont imprégnés. L'écoulement peut durer des jours entiers en dépit des réfrigérants. On a été obligé, dans certains cas, de recourir à l'emploi du perchlorure de fer. On voit les malades successivement pâlir, s'affaiblir, éprouver un très-grand malaise, avec de fortes nausées, et tomber en syncope. Cependant, jusqu'à ce jour, on n'a pas eu d'issue fatale à regretter.

Ces phénomènes primitifs n'offrent pas toujours le même degré de gravité. Voici deux faits assez bénins dont j'ai été témoin à la clinique de M. A. Desmarres.

Obs. LXX.—Veuve G., âgée de 75 ans, femme de ménage, grande, maigre, brune, se présente à l'examen le 29 août 1865. Elle est affectée d'un tremblement sénile très-prononcé, et d'une exaltation cérébrale développée. Depuis dix ans sa vue a commencé à baisser de l'œil gauche, qui est atteint de cataracte lenticulaire, dure, complète. La lumière quantitative est peu distinguée. Les phosphènes existent, moins la supérieure. Avec l'œil droit, elle voit suffisamment pour pouvoir se conduire. L'opération se fait par kératotomie supérieure; la ponction et la contre-ponction s'exécutent bien; le lambeau est taillé dans la conjonctive, d'après les principes opératoires en usage; mais, au moment de l'achèvement du pont, l'iris a été fendu de haut en bas; la chambre antérieure s'emplit de sang, dont la présence est attribuée à la blessure de l'iris et au lambeau conjonctival. Extraction régulière de la lentille. Au bout d'une minute environ, la malade se plaint de vives douleurs ressenties dans le globe oculaire; le corps vitré vient faire saillie sous la paupière supérieure, le sang l'accompagne, les chambres en sont remplies; on enlève, avec les pinces courbes, un caillot interposé entre les lèvres de la plaie. Il sort encore un peu de corps vitré. L'accident persiste; on cesse l'opération; l'œil gauche seul a été opéré. La malade est couchée horizontalement; on établit une compression avec de la charpie, des compresses et une bande. L'hémorrhagie s'est arrêtée au bout d'une demi-heure; légère inflammation consécutive ; l'œil s'est atrophié.

Obs. LXXI.—Honorine V., âgée de 15 ans, d'un tempérament lymphatico-sanguin, bien constituée, porte à l'œil droit un staphylôme de la cornée, pour lequel elle vint subir une opération, le 7 *septembre* 1865. Les soins préliminaires une fois remplis, avant d'enfoncer le couteau. M. A. Desmarres, suivant le précepte de son père, traversa la cornée avec un fil, dans le but de faire écouler lentement les humeurs et d'éviter l'hémorrhagie *a vacuo,* à craindre en pareil cas. Malgré cette précaution, l'accident n'a pu être entièrement évité. Après l'évacuation des liquides, la malade se plaignit tout à coup de vives douleurs siégeant au fond de l'œil. Au même instant, le sang coulait en abondance sur les joues; on ne termine pas l'opération. Le fil est retiré et la compression exercée. L'hémorrhagie s'arrêta au bout de deux heures. Il y eut une faible inflammation consécutive, le caillot se résorba.

Le 11 *octobre*. L'œil était atrophié; on envoie la malade chez M. Boissonneau se faire poser un œil artificiel.

On voit par cette observation l'utilité de cette modification apportée par M. Desmarres dans le procédé opératoire ; si elle n'est pas tout à fait préventive, elle a du moins l'incontestable avantage de servir d'avertissement. Si l'hémorrhagie s'est manifestée à la suite d'une simple piqûre de la cornée, on conviendra qu'elle eût été plus redoutable et plus difficile à arrêter après l'amputation de l'œil.

Cette forme d'hémorrhagie est assez rare. M. Rivaud-Landrau, en dix-sept années de pratique spéciale et sur plus de deux mille opérations de cataracte par extraction, ne l'a rencontrée que quatre fois. Elle survient le plus généralement quelques heures après l'opération, à la suite d'un choc ou d'un effort de toux, d'éternuement, etc. M. White-Cooper l'a observée le quatrième jour. Quelquefois aussi elle se montre pendant l'opération et sans cause extérieure appréciable.

Le sang provient des vaisseaux de la surface externe de la

choroïde : c'est ce qui ressort de l'examen anatomique d'yeux extirpés, après une semblable complication, par MM. Hulke, Bowman et Bader. Dans tous les cas, on a toujours trouvé un caillot de sang situé entre la choroïde et la sclérotique, la première de ces membranes largement décollée et refoulée, ainsi que la rétine, vers le centre de l'œil. Les nerfs ciliaires étaient enfouis dans la couche superficielle du caillot. Ce tiraillement des nerfs ciliaires explique l'horrible douleur ressentie par les malades.

Quelle est la cause de cette hémorrhagie ?

Pour M. Rivaud-Landrau[1], l'invasion brusque du corps vitré suffirait à expliquer cette complication, sans avoir besoin de recourir à la supposition d'une prédisposition particulière de l'œil, par suite d'une modification morbide antérieure.

La sortie brusque de l'humeur vitrée a bien de la relation avec l'hémorrhagie, mais elle ne peut l'expliquer à elle seule. Comme le dit White-Cooper[2] : « Il doit y avoir quelque cause prédispo-« sante, quelque état anormal des vaisseaux de la choroïde. « L'existence des signes d'irido-choroïdite antérieure, de glau-« come, ou de la diathèse goutteuse, indique souvent un état va-« riqueux des vaisseaux de la choroïde, accompagné parfois d'une « dégénérescence de leurs tuniques ; car la sortie d'une portion « du corps vitré pendant l'extraction est un fait très-fréquent, « et cependant combien n'est-il pas rare de le voir suivi de l'ap-« parition d'une hémorrhagie ? »

Dans une des observations rapportées par cet auteur, on voit l'hémorrhagie se produire, pendant un effort de la malade, quatre jours après une opération dans laquelle il ne s'était pas écoulé une seule goutte d'humeur vitrée. Cinq minutes après le début d'une douleur affreuse dans le globe oculaire, la cicatrice de la cornée se rouvrit et laissa échapper une masse sanglante, à laquelle

1. *Annales d'oculistique*, 1858, p. 129.
2. *Annales d'oculistique*, 1858, p. 181.

adhérait une portion de la rétine. L'hémorrhagie dura trente-six heures, malgré l'application continuelle de la glace, la malade éprouva de fortes nausées et un grand malaise.

Ce fait prouve bien que la sortie du corps vitré n'est pas la cause, mais l'effet de la rupture vasculaire, et que c'est à tort qu'on a donné à cet accident la dénomination de *hemorrhagia a vacuo.*

Cette opinion est encore confirmée par une observation de Flemming [1] : Un homme de 50 ans fut atteint d'une affection d'un œil, qui s'était terminée, au bout d'un mois, par la perte de la vue. Il n'avait plus rien éprouvé depuis, lorsque, deux ans après, il ressentit des battements dans l'œil, à la suite d'une journée passée à un travail qui l'obligeait à se baisser fréquemment. Tout à coup, douleur vive dans le globe oculaire, rupture de la cornée et jet de sang, qui n'a été arrêté qu'à l'aide du perchlorure de fer.

Ce malade avait bien évidemment une prédisposition oculaire à l'hémorrhagie, et il n'aurait pu s'y soustraire, quelle que fût l'opération qu'on eût pratiquée sur son œil.

Lorsqu'on s'est rendu maître de l'hémorrhagie, il se forme un caillot dans l'intérieur du globe oculaire; une inflammation modérée se développe, le caillot se résorbe et l'œil s'atrophie. Si l'inflammation est violente, un phlegmon survient avec toutes ses conséquences.

### C. — Accidents nerveux.

Les accidents nerveux, qui peuvent compliquer les plaies de l'œil, sont de trois sortes : le *délire,* le *tétanos* et les *vomissements.*

1° *Délire nerveux.* — Dupuytren, qui le premier a fait connaître ce genre de délire, en a donné une description des plus exac-

1. *American journal of med. science,* avril 1858.

tes, à laquelle on n'a encore rien ajouté jusqu'à présent[1].

L'illustre chirurgien l'a constaté chez plusieurs opérés de cataracte ; il en rapporte une observation détaillée dans ses *Leçons*[2].

Les sujets pris de ce délire ont perdu le sommeil, leurs paroles sont incohérentes; une idée fixe les domine, mais presque toujours en rapport avec leur profession, leurs goûts, leur âge, leur sexe. Dans leurs mouvements désordonnés, ils se lèvent, arrachent leur bandage, crient, menacent, demandant à retourner chez eux. Les parties supérieures du corps sont couvertes d'une sueur abondante; ils ne se souviennent plus de l'opération qu'ils ont subie. Malgré cet appareil de symptômes effrayants en apparence, le pouls reste calme : on ne trouve ni fièvre, ni trouble du côté des autres fonctions. Au bout de trois, quatre, cinq jours de durée, la maladie se termine brusquement par un sommeil prolongé, après lequel les malades ont un oubli complet de ce qui s'est passé.

La guérison a toujours été le résultat du délire nerveux survenu chez les opérés de cataracte. Il ne faudrait pas cependant en attribuer la cause à la légèreté du traumatisme, puisque Dupuytren a vu un jeune homme d'une constitution vigoureuse succomber, en quarante-huit heures, à une atteinte de délire nerveux, par suite d'une simple écorchure à l'un des orteils.

Les sujets les plus exposés à cet accident sont des individus nerveux dont la sensibilité a été fatiguée par la crainte d'une opération, ou exaltée par de grandes démonstrations de courage. Il paraît plus rare chez les femmes ; on ne l'a pas observé chez les enfants.

On a beaucoup discuté, dans ces derniers temps, pour trouver une cause particulière et spéciale au délire nerveux, compliquant l'opération de la cataracte ; autant d'auteurs, autant d'opinions différentes ; celles-ci sont renversées, mais celles qui les remplacent sont tout au moins aussi controversables.

1. *Leçons orales de clinique chirurgicale*, t. Ier, p. 169.
2. *Loc. cit*, t. Ier, p. 179.

D'après M. Sichel[1], cette affection dépendrait de l'obscurité prolongée à laquelle sont condamnés les opérés, par suite de l'occlusion des paupières, et de plus d'un état nostalgique, qui semblerait résulter de l'insistance des malades à vouloir s'en aller ; mais si l'obscurité prolongée devait produire ce résultat, on le constaterait également chez les amaurotiques, les glaucomateux et chez les cataractés des deux yeux, qui ne subissent quelquefois l'opération que des années après la cécité complète. J'ajouterai que le délire nerveux, chez les opérés de cataracte, ne diffère en rien de celui qui complique les blessures intéressant les autres parties du corps et où on ne pratique pas l'occlusion des yeux. Ce délire ne peut non plus être expliqué par la nostalgie, dont il diffère du reste par sa symptomatologie, puisque M. Magne l'a observé chez des malades opérés à Paris et qui n'avaient jamais quitté cette ville. Il cite à ce sujet un vieillard de plus 80 ans né à Paris, qu'il a opéré à Paris, et dont le délire consistait à demander incessamment à ce qu'on le reconduisît dans sa chambre, qu'il n'avait jamais quittée.

Pour M. Magne [2], ce délire tiendrait à la diète trop sévère à laquelle on soumet les opérés de cataracte ; il le compare au *vertigo a stomacho læso*, et, ce qui paraît le confirmer dans cette pensée, c'est que, depuis dix ans qu'il nourrit ses malades, il aurait rencontré beaucoup plus rarement cette complication ; mais on ne saurait admettre cette opinion, en voyant que les cas de délire nerveux, très-peu fréquents d'ailleurs, ne sont nullement en proportion avec le nombre des opérés soumis à la diète ; et que ceux qui ne subissent aucune privation alimentaire n'en sont pas exempts.

M. Semelaigne[3] assimile ces troubles nerveux aux hallucinations hypnogogiques, qui se produisent chez quelques personnes nerveuses, excitables et sujettes à des congestions au moment où leurs yeux s'appesantissent et se ferment sous les premières atteintes du

1. *Union médicale*, 1863.
2. *Gazette des hôp.* 1864, p. 353.
3. *Journal de médecine mentale*, 1863.

sommeil. On peut adresser à M. Semelaigne les mêmes objections qu'à M. Sichel. On observerait quelquefois, en dehors de toute opération, ce délire chez ceux qui ont perdu la faculté visuelle; ce qui ne s'est jamais présenté. Ces troubles nerveux, du reste, n'en persistent pas moins le jour, les malades parfaitement éveillés ; on sait même qu'ils ont perdu tout sommeil.

Puisque le délire nerveux, chez les opérés de cataracte, ne diffère en rien de celui qui survient après les autres opérations chirurgicales, pourquoi ne pas s'en tenir aux idées émises par Dupuytren, que tous les auteurs venus après lui n'ont fait que confirmer? De ce que la lésion siége à l'œil et non au pied, il ne s'ensuit pas qu'on doive reconnaître au délire une autre origine, du moment que cet accident se manifeste dans tous les cas, sous la même forme et avec les mêmes caractères.

2° *Tétanos.* — C'est la plus grave de toutes les complications ; fort heureusement qu'elle est aussi la plus rare : il n'en existe, dans la science, qu'un seul cas observé en Angleterre et rapporté par Pollock [1]. En voici la traduction.

*Cas de tétanos, suite d'une déchirure de la cornée.*

J. S., âgé de 33 ans, entre, le 10 *janvier* 1847, dans le service de M. Keate, à l'hôpital Saint-Georges. Le matin du jour de l'examen, il avait reçu, sur l'œil gauche, un coup de fouet qui déchira la cornée, en la divisant dans toute son épaisseur, obliquement d'un bord à l'autre. L'humeur aqueuse s'est écoulée, mais il n'y a pas eu de hernie de l'iris; très-peu de chémosis.—Lotions avec l'eau de Goulard, et toutes les six heures, éméto-cathartique. Le lendemain, les paupières étaient tuméfiées et tendues; le chémosis était devenu considérable, la conjonctive cachant presque la cornée. Douleurs violentes dans l'œil et autour de l'orbite. On ordonne l'application de six sangsues à la tempe gauche et des fomentations chaudes. Tous ces symptômes augmentèrent les jours suivants. Plusieurs ponctions pratiquées dans la paupière supérieure ont produit un soulagement immédiat. Le troisième jour,

1. *Medical Gazette*, t. XXXIX, p. 1006. London, 1847.

on a répété les sangsues et administré deux fois par jour 3 grains de calomel, un demi-grain d'opium ; la cornée était trouble. Le septième jour, il se fit, du globe oculaire tendu et projeté en avant, une décharge purulente. Le même jour, au soir, les muscles du côté droit de la face paraissaient contractés, et le malade se plaignait de gêne dans le mouvement des mâchoires. Le neuvième jour, le tétanos était complétement établi, et l'état hémiplégique de la face devenu plus distinct. La veille, on avait appliqué des vésicatoires et des ventouses. Une ponction fut faite dans le globe proéminent; il en est sorti du pus de mauvaise nature; tous les symptômes d'un tétanos général se sont manifestés après, et le malade mourut le jour suivant; on avait tenté, mais sans succès, un essai avec la vapeur d'éther.

*A l'autopsie,* on trouve que les vaisseaux de l'intérieur du crâne paraissent congestionnés, comme le sont ceux de la muqueuse tapissant le larynx et le pharynx. Le foie et le rein étaient engorgés de sang. L'œil malade était complétement désorganisé. Il était impossible de distinguer les uns des autres les différents tissus qui le composent.

3° *Vomissements spasmodiques.* — On a reconnu qu'ils se montraient généralement à la suite de blessures dans lesquelles l'iris ou les nerfs ciliaires se trouvent intéressés; ils présentent souvent une très-grande violence et persistent pendant plusieurs jours. Les malades en sont très-incommodés et peuvent même courir des risques pour leur existence. Sanson a relaté un cas d'opération de cataracte bien faite, où les vomissements se succédèrent avec tant de violence qu'ils amenèrent des syncopes, dans l'une desquelles le malade mourut.

### D. — Corps étrangers.

Les corps étrangers, dont la présence peut compliquer les plaies du globe oculaire, sont de nature organique et inorganique, tels que fragments de pierre, de métal, de bois, cils, etc. Leur forme est arrondie ou plus ou moins anguleuse, généralement d'un petit volume; quelques-uns cependant peuvent, par leurs dimensions, occuper le globe oculaire tout entier, et même s'étendre jusqu'au cerveau. — Tel est le fait rapporté par Faber [1] d'un enfant de 12 ans, qui, en tombant d'un arbre de 20 pieds, sur une haie, eut un œil traversé par une épine, laquelle pénétra jusque dans la substance cérébrale. On en fit l'extraction avec des tenailles; elle avait 3 pouces 4 lignes de long, sur 6 lignes de large. Ce malade eut la chance de guérir.

Ces corps étrangers s'arrêtent dans la coque oculaire, ou la traversent pour aller se loger dans une des parties internes, milieux ou membranes. Ceux qui n'occupent que la conjonctive sont généralement de petits corps peu consistants, ou des parcelles de substances dures lancées avec peu de violence. Ils déterminent une très-vive irritation conjonctivale qui persiste jusqu'à leur expulsion. Quelquefois, ils s'enkystent dans le tissu cellulaire sous-conjonctival et restent ainsi, pendant des années, sans déterminer aucun accident, comme on peut en juger par cette observation :

Obs. LXXII.—Jean-Pierre M., âgé de 27 ans, mécanicien, se présente, le 15 juillet 1865, à la consultation de M. Nélaton, hôpital des Cliniques, pour se faire extraire de la cornée gauche une parcelle métallique. En l'examinant, on aperçoit, en même temps, sur la partie externe de la sclérotique du même œil, une petite tumeur du volume d'un grain de chènevis, jaunâtre, ayant tout à fait l'apparence d'un pinguécula. Cette tumeur date de huit ans, et est consécutive à l'implantation d'un morceau de minerai sauté dans l'œil du malade. M. le docteur Giraud-Teulon en a fait l'extraction.

A part les projectiles lancés par l'explosion de la poudre à canon, les corps étrangers de la sclérotique sont rares, grâce à la protection des paupières et de la conjonctive. Cette membrane étant peu irritable, ils n'entraînent pas d'accidents sérieux. On ne peut malheureusement pas en dire autant des corps étrangers de la cornée.

1. *Annales d'oculistique*, 1857, p. 194.

Ceux qui font saillie à la surface de cette membrane causent beaucoup plus d'irritation que ceux qui sont cachés dans son épaisseur. La sensation du corps étranger (surtout manifeste pendant le clignement), le larmoiement et l'injection conjonctivale sont les symptômes primitifs fournis par le malade. En regardant obliquement, on découvre un ou plusieurs petits points noirs, entourés bientôt d'une zone blanchâtre; les couches de la cornée, qui avoisinent le corps étranger, se ramollissent et suppurent. Celui-ci, se trouvant ainsi détaché, ne tarde pas à être entraîné au dehors, laissant un enfoncement, coloré en noir par l'oxyde, si le corps est métallique, transparent s'il est de toute autre nature ; mais ce n'est pas sans danger que s'opère cette élimination spontanée; la suppuration, au lieu de rester limitée, peut s'étendre à toute la cornée, et l'iris s'altère à son tour. Un hypopyon se forme et on voit se dérouler toute la série des accidents graves, que nous avons décrits à propos des plaies non pénétrantes de la cornée, lorsqu'elles sont mal soignées, avec cette différence que le symptôme douleur peut se montrer à toutes les périodes de la maladie. (Voir l'obs. CV.)

Obs. LXXIII.—P., âgé de 53 ans, meunier, est blessé, à l'œil droit, le *24 mars* 1865, par un éclat de fer qui se fixe dans la partie centrale de la cornée.

Le *24 mai* suivant, il présente une ulcération caséiforme centrale de cette membrane, avec iritis et hypopyon. M. Desmarres extrait le corps étranger qui était fixé assez solidement.

Les corps introduits dans les chambres de l'œil restent libres ou adhérents à la face postérieure de la cornée, à l'iris ou à la face antérieure du cristallin. On en a rencontré de toutes les espèces : fragments de pierre, de verre, de métal, etc., jusqu'à des cils [1].

Ces corps se comportent différemment; quelques-uns, prenant droit de domicile, s'enveloppent d'une substance plastique et restent fort longtemps sans déterminer aucun accident; on a vu des

1. *Annales d'oculistique*, 1860, p. 33, et *Archives générales de médecine*, t. III, 1859.

pointes d'instruments d'acier, brisées dans la chambre antérieure, être dissoutes par l'humeur aqueuse, et disparaître par l'absorption [1]. Mais la plupart provoquent l'inflammation de l'iris, ou un abcès qui, s'ouvrant soit par la cornée, soit par la sclérotique, laisse échapper le corps étranger au dehors.

Dans le cristallin, les corps étrangers amènent, le plus souvent, une opacification complète; la cataracte résultante peut persister et réclamer une opération; mais elle peut aussi se résorber, et, dans ce cas, comme l'a parfaitement indiqué M. Sichel, ce corps, devenu libre et visible, tombe à la partie inférieure du globe de l'œil où, par son contact, il irrite les membranes internes et détermine une irido-choroïdite ou un phlegmon.

Il arrive aussi que la lentille, devenue opaque d'abord, peut recouvrer sa transparence définitive, comme dans l'observation L, ou seulement momentanée, comme dans le fait suivant :

Obs. LXXIV.—P., âgé de 38 ans, mécanicien, en burinant, fut blessé à l'œil gauche par un éclat d'acier. Observé dès le début, ce malade présente, les cinq premiers jours, une opacification du cristallin. La pupille déformée offre des adhérences, du côté externe, par où s'est introduit le corps étranger. Les jours suivants, le cristallin s'est éclairci; la vision devint plus nette. L'ophthalmoscope fait complétement apercevoir le fond de l'œil. On distingue dans le cristallin la paillette métallique, qui est luisante et dirigée d'avant en arrière.—Application de compresses trempées d'eau froide, collyre au sulfate neutre d'atropine. Un mois après, le cristallin se trouble de nouveau et devient tout à fait opaque.

Le 21 *septembre* 1864, M. A. Desmarres en fait l'extraction par le procédé linéaire. Il saisit d'abord la paillette métallique qui se trouvait près de la synéchie. La lentille ramollie sort ensuite tout entière. Rétablissement de la vision.

23 *septembre*. Réunion complète.

2 *octobre*. On remarque des débris opaques.

17 *octobre*. Diminution des débris; guérison. Le malade voit avec les lunettes à cataracte n° 2 1/2.

1. Cline. *Annales d'oculistique*, 1838, p. 443.

Lorsque des corps étrangers pénètrent dans le corps vitré par la sclérotique, il y a nécessairement lésion de la choroïde et de la rétine, s'ils s'introduisent par la cornée, ils peuvent atteindre l'iris, ou l'éviter; tandis que le cristallin est presque toujours blessé, à moins que le projectile ne traverse le canal godronné, comme dans le cas exceptionnel cité par M. Gœger fils[1]. Au début, avant que l'inflammation ne soit déclarée, s'il n'y a pas d'opacité du cristallin, ou d'épanchement sanguin dans l'intérieur du globe, on aperçoit, à l'aide de l'éclairage direct, le corps étranger fixe ou mobile; on distingue sa couleur et sa forme. Il paraît plus volumineux toutefois qu'il n'est en réalité, à cause du cristallin qui remplit le rôle de loupe. Plus tard, l'inflammation se manifeste; si elle est modérée, le corps s'enveloppe de lymphe plastique, s'enkyste et demeure pendant un temps indéterminé sans produire d'accidents. Si elle est violente, une irido-choroïdite ou un phlegmon en sont la conséquence. Quelquefois il se forme un abcès limité, qui proémine au dehors, s'ouvre et laisse échapper le corps vulnérant avec le pus.

Obs. LXXV.—Guillaume A., 19 ans, garçon de cour, intelligence peu développée; il est impossible d'en obtenir quelques indications précises sur les antécédents de sa maladie qui paraîtrait remonter à l'époque d'une chute qu'il fit, il y a deux mois, dans un grenier.

Le 26 *octobre* 1865, on constate à l'œil gauche : une légère injection conjonctivale. A la partie externe de la cornée, près de la circonférence, une petite cicatrice blanchâtre de 3 millimètres de longueur, oblique de haut en bas et de dehors en dedans; pas de chambre antérieure; le cristallin, parfaitement transparent, est luxé en avant et appuie contre la cornée; on n'aperçoit pas d'iris. Par l'examen ophthalmoscopique, on découvre, dans la partie antérieure du corps vitré, un point rougeâtre fixe, et au fond de l'œil une masse mobile d'un blanc nacré d'une forme assez régulièrement quadrilatère, de la grosseur d'un pois. Il est assez difficile de se prononcer sur sa nature, faute de renseignements suffisants; ce qui paraît le plus probable cependant, c'est de croire à

1. *Moniteur des hôpitaux*, 1857.

un corps étranger, introduit dans le corps vitré et entouré de lymphe plastique. Pas de douleurs.

Obs. LXXVI.—Frédéric B., âgé de 35 ans, plombier, vient consulter M. A. Desmarres. Il raconte que, le 3 *mars* 1865, un copeau de fer lui est sauté dans l'œil gauche, et que la vision, qui s'était conservée pendant trois semaines, a disparu depuis huit jours. Des douleurs temporales et circumorbitaires, s'étendant à la partie correspondante du cuir chevelu jusqu'à l'occiput, ont toujours persisté, et avec assez de violence pour troubler son sommeil.

Le 5 *avril*, on reconnaît une injection des vaisseaux sous-conjonctivaux; une plaie verticale et centrale de la cornée en suppuration. L'iris est décoloré, la pupille contractée; opacité commençante du cristallin. — Ventouses à la tempe correspondante; frictions circumorbitaires avec le cérat belladoné, collyre au sulfate neutre d'atropine, calomel, carré de soie noire flottant devant l'œil.

11 *mai*. Douleurs lancinantes dans la partie externe du globe oculaire; abolition complète de la vision, hypopyon; exsudation jaunâtre, purulente dans le champ pupillaire. C'est une irido-choroïdite provoquée, très-probablement, par la présence d'un corps étranger dans l'intérieur de l'œil. Ce sont des symptômes de suppuration éliminatrice. Les douleurs ont cessé. Diminution de l'hypopyon.

Le 29 *mai*, ce malade entre à l'hôpital des Cliniques, dans le service de M. Nélaton, l'œil est moins rouge, la plaie de la cornée cicatrisée; la pupille se présente sous la forme d'un point noir de la dimension d'une tête d'épingle; pas de douleurs, un peu de vision.

10 *juin*. M. Houel, chirurgien par intérim, avec l'aide de M. le docteur Giraud-Teulon, pratique l'iridectomie.—Ponction de la cornée à la partie inférieure; l'iris est complétement ramolli; il est impossible de le saisir avec la pince ; avec la curette de Critchett, on extrait le cristallin, qui est entièrement converti en pus; sa capsule est très-épaissie; au milieu du pus, mélangé de sang, on découvre de petites parcelles noires très-dures, qui, examinées à la loupe, paraissent être de petits fragments de fer.

25 *juin*. Exéat. Pas de douleurs ni inflammation ; perte de la vision.

Il est assez rare de rencontrer des corps étrangers dans les membranes profondes de l'œil, où du reste ils se comportent, comme dans les autres parties du globe oculaire, c'est-à-dire qu'ils y causent de l'irritation ou s'y enkystent. Voici un fait curieux de ce genre, que m'a communiqué M. A. Desmarres.

Obs. LXXVII.—Un jeune homme âgé de 15 ans se présente, en 1859, à la clinique de M. Desmarres père. En faisant partir des capsules fulminantes, un éclat saute dans un de ses yeux, traverse la cornée, le cristallin, le corps vitré, et se loge dans la *macula*, où on l'aperçoit à l'aide de l'ophthalmoscope; une exsudation plastique se dépose à sa surface. Il n'y eut aucun trouble des milieux transparents.

Cinq ans après, en 1864, M. A. Desmarres, passant à Chevilly, eut occasion de revoir ce malade qui habite cette localité. Il l'examina à l'ophthalmoscope et reconnut la présence du fragment de capsule enkysté dans la *macula*, où il n'occasionnait aucune gêne. Le sujet pouvait lire.

---

## CHAPITRE VI

### Plaies par armes à feu.

Les plaies par armes à feu sont des plaies contuses au plus haut degré, dont l'agent vulnérant est un projectile lancé par la déflagration de la poudre à canon. Elles ont un très-grand rapport avec les plaies contuses ordinaires et les plaies compliquées de corps étrangers. Toutefois, elles offrent un cachet particulier assez caractéristique pour mériter une description spéciale, qui servira de complément aux chapitres des plaies contuses et des plaies compliquées de corps étrangers.

On comprend dans leur étude, à cause de la grande analogie d'origine et d'effets, celle des plaies produites par l'explosion de la poudre et par les capsules fulminantes.

### Plaies produites par la poudre à canon.

Lorsque la poudre entre en combustion, tous les grains ne sont pas consumés; il en est une certaine quantité qui ne change pas de nature et constitue de véritables projectiles, pénétrant dans toutes les membranes et tous les milieux du globe oculaire. On en a rencontré jusque dans la rétine[1]. Dans la sclérotique et la conjonctive, ils s'incrustent et persistent indéfiniment à l'état de taches bleuâtres, parsemées de points noirs, sans jamais susciter la moindre irritation. Il en est à peu près de même pour la cornée; lorsqu'ils ne sont pas en trop grand nombre, ils se creusent une petite cavité entourée d'un cercle blanchâtre, s'y enfoncent sans gêner la vision, lorsqu'ils ne siégent pas en face du champ pupillaire. En trop grand nombre, ils peuvent déterminer une violente inflammation.

Obs. LXXVIII. — Le nommé R., âgé de 38 ans, mineur, fut atteint, le 19 *avril* 1865, en plein visage, par une explosion de mine. Sa face est tatouée de grains de poudre; à l'œil gauche, il n'en existe qu'un très-petit nombre incrustés dans la cornée; l'œil droit est bien plus fortement endommagé; les paupières sont couvertes de grains de poudre, le bord libre est coupé, la cornée en est remplie, ainsi que la sclérotique, qui est presque entamée à sa partie externe. Il survint une violente phlegmasie des paupières, de la conjonctive et de la cornée; elle fut combattue, avec succès, par un traitement antiphlogistique énergique.
Le 6 *juillet*. Plus de traces d'inflammation; cicatrisation de la plaie du bord libre des paupières; les portions de la cornée exemptes de grains de poudre sont transparentes, et laissent suffisamment passer de lumière pour permettre à l'œil une vision confuse.

Les grains de poudre, au lieu de s'arrêter aux membranes externes, les traversent souvent pour se loger soit dans l'iris, soit

1. Bergeret, *Gazette des hôpitaux*, 1858.

dans le cristallin, après avoir perforé cette membrane. Une iritis et une cataracte en sont le résultat, comme on peut le voir dans les deux faits suivants.

Obs. LXXIX. — Le nommé Henri T., âgé de 36 ans, mineur.

Le *4 octobre* 1865, en bourrant une mine avec un levier métallique, une explosion eut lieu, et il fut atteint au visage; quelques grains de poudre sont répandus sur sa figure.

Le 12 *octobre*, on constate : à *l'œil droit*, légère injection conjonctivale, et quelques grains de poudre incrustés dans la cornée ; on les extrait. A l'*œil gauche :* rougeur de la conjonctive, injection périkératique; perforation de la cornée vers sa périphérie en haut et en dehors; immédiatement au-dessous, aplatissement d'une portion de sa surface; vis-à-vis la plaie de la cornée et au même niveau, l'iris, qui est décoloré, présente une déchirure, dont les bords sont enroulés en dedans et adhérents au cristallin opacifié et en voie de résorption; cette résorption est indiquée par une portion tout à fait noire du champ pupillaire, à sa partie externe. Une ligne rougeâtre divise verticalement le champ pupillaire : c'est la trace de la plaie du cristallin, qui s'est refermée, et sur laquelle s'est déposé du pigment. — Traitement antiphlogistique.

25 *octobre*. Disparition presque complète de l'inflammation; la rougeur de l'œil a disparu.

23 *novembre*. Plus de trace de phlegmasie.

Dans quelque temps, on l'opérera de la cataracte.

Obs. LXXX. — Jules C., âgé de 18 ans, mineur, fut blessé il y a trois mois par une explosion de mine. Par suite du même accident, son frère, Edmond C., âgé de 17 ans, a une phthisie complète des deux yeux.

Le 27 *septembre* 1865, Jules C. se présente à la clinique de M. A. Desmarres: il a la figure couverte de grains de poudre; on en rencontre un grand nombre dans la conjonctive et la cornée des deux yeux. Cataracte commençante à gauche, aucune trace de phlegmasie : on lui extrait une partie des grains de poudre incrustés dans ses cornées. Le malade, couché sur un lit, un aide maintient les paupières écartées avec des élévateurs, et l'opérateur, fixant l'œil avec une pince, enlève un à un chaque grain de poudre avec un couteau lancéolaire. Très-vive douleur qui persiste pendant plusieurs heures.—Collyre d'atropine.

10 *octobre*. Cataracte complète à gauche, cornée plus claire.

Dans la plupart des cas, les paupières protégent le globe oculaire, qui n'est touché que dans une partie limitée exactement à leur degré d'écartement; mais quelquefois la force de projection est telle, que les grains de poudre, perforant ces organes protecteurs, s'introduisent dans l'intérieur de l'œil pour y déterminer les plus grands désordres. En voici un exemple :

Obs. LXXXI. Étienne B., âgé de 26 ans, mineur, le 28 *septembre* 1865, reçut au visage l'explosion d'une mine qu'il bourrait avec un burin d'acier. Grains de poudre sur la face et les deux paupières, légèrement œdématiées.

Le 19 *octobre*, on constate, en écartant les paupières : à *l'œil gauche*, trois ou quatre grains de poudre, incrustés dans la conjonctive et la cornée, sans autres lésions. A *l'œil droit*, la paupière supérieure offre, près de son bord libre, vers la partie moyenne, une petite perforation irrégulière, enfoncée, qui est l'orifice externe d'une plaie intéressant toute l'épaisseur de la paupière.

Si on retrousse cette paupière, on découvre, à sa face postérieure, l'orifice interne qui lui correspond sous forme de dépression noirâtre. Tout près de la circonférence de la cornée, vers la partie externe et supérieure, petite plaie pénétrante de la sclérotique, ayant les dimensions d'un grain de millet et un aspect noirâtre. Cette solution de continuité, quand les paupières sont fermées, correspond à la perforation palpébrale. La conjonctive bulbaire est rouge et contient quelques grains de poudre; la cornée est irrégulièrement circulaire dans sa circonférence. Une opacité jaune verdâtre occupe presque toute son étendue, excepté en haut et en dedans, par où il est possible d'explorer les parties qui sont situées derrière. On remarque, dans la chambre antérieure, au-devant de l'iris, en haut et en dehors, un corps grisâtre, strié; c'est le noyau cataracté du cristallin luxé, qui, par l'effet du choc, s'était présenté à la plaie, pour s'échapper au dehors, comme dans la luxation sous-conjonctivale du cristallin; mais il en a été empêché par l'étroitesse de l'ouverture. Alors il a subi, en place, le travail de résorption de ses couches périphériques. Au-dessous de ce noyau, toujours dans la chambre antérieure, se montre un corps rougeâtre, visible à l'œil nu, et mieux à l'éclairage oblique, en regardant de côté par la partie interne de la cornée. C'est un *coagulum* sanguin, dont la résorption s'effectue difficilement. Le corps vitré est opaque, l'œil est mou, diminué de volume, en voie d'atrophie. La vision est complétement abolie.

**Plaies par les pétards.**

Les pétards, beaucoup moins inoffensifs qu'on ne paraît s'en douter, ne devraient pas être laissés si volontiers à la disposition des enfants ; les blessures produites par ces agents ne sont pas très-rares et s'accompagnent souvent des désordres intra-oculaires les plus graves.

Obs. LXXXII. — Joseph M., âgé de 34 ans, domestique.

Le 12 *octobre* 1865, il fut blessé à l'œil droit par un pétard qu'une autre personne fit partir dans l'appartement. A la partie externe du globe oculaire, plaie non pénétrante de la sclérotique ; ecchymose sous-conjonctivale : conjonctivite, mydriase qui, d'après les renseignements obtenus, doit être attribuée à l'usage de l'atropine. Petit hyphéma divisant verticalement le champ pupillaire, sous forme de raies rougeâtres ; luxation du cristallin en haut et en dedans, opacité de ses couches postérieures ; ramollissement et corps flottants du corps vitré. Tremblotement des plus manifestes de l'iris et du cristallin. Le malade voit, mais ne distingue pas ; les objets lui paraissent danser.

Obs. LXXXIII. — Prudent L., âgé de 9 ans, brun, excellente constitution.

Le 21 *septembre* 1865, il s'est blessé lui-même l'œil droit avec un pétard ; huit jours après, il se présente à la clinique de M. A. Desmarres. Petite plaie centrale de la cornée ; cataracte traumatique avec gonflement du cristallin ; opacité blanchâtre dans le champ pupillaire ; l'iris est refoulé en avant. Douleurs violentes dans l'œil et autour de l'orbite, particulièrement la nuit, quand il est couché. Conjonctivite traumatique.

2 *octobre*. La cataracte se résorbe, mais l'état de l'œil prend une mauvaise tournure. L'iris est brun rougeâtre ; celui de l'œil opposé est brun. Le champ pupillaire offre une teinte jaune verdâtre ; douleurs circumorbitaires très-violentes ; injection périkératique. C'est une irido-choroïdite suppurative.

5 *octobre*. Même état de l'œil. Les douleurs ont cessé.

En examinant le malade, je m'aperçois que son col de chemise trop étroit le serre assez fortement pour lui congestionner toute la face. Sa mère, à qui j'en fais la remarque, me fait connaître qu'il était sujet aux pesanteurs de tête, étourdissements et saignements de nez; ce que j'attribuai, ainsi que cette exaspération dans les symptômes morbides oculaires, au collet de ses chemises, toutes taillées dans le même genre et qui furent modifiées sur ma recommandation. Tous les changements favorables survenus ensuite dans la marche de la maladie ont été notés par M. A. Desmarres, qui n'a pas eu connaissance de cet incident.

23 *octobre*. Cicatrisation de la plaie de la cornée par seconde intention. Cette membrane est transparente. L'iris reprend sa teinte normale. L'œil est beaucoup moins rouge. Pas de douleurs; commence à voir.

18 *novembre*. Pas de douleurs. La suppuration interne s'est brusquement arrêtée. Pas trace de phlegmasie. L'œil est très-légèrement rosé. Atrophie commençante, qui était inévitable du moment que la choroïde a suppuré; le globe oculaire est mou et diminué de volume. La couleur de l'iris diffère peu de celle de l'autre œil. La pupille rétrécie est déplacée en haut et en dedans; elle laisse apercevoir au travers une teinte blanchâtre profonde. La cornée est transparente. Pas de douleurs.

Cette observation prouve, une fois de plus, combien il est utile, lorsqu'on voit des phénomènes insolites, de s'enquérir des causes qui peuvent les produire. Chez cet enfant bien constitué, bien portant, une suppuration interne survenue aussi brusquement ne devait dépendre que d'une cause fortuite extérieure, qui, dans le cas présent, ne peut être que celle indiquée, la phlegmasie ayant été immédiatement enrayée, du moment où le sujet a été délivré de cette compression circulaire.

Obs. LXXXIV. — Jules P., âgé de 14 ans, tempérament lymphatique, stigmates de la scrofule au cou, le 19 août 1865, eut l'œil gauche frappé par un pétard.

La conjonctive est injectée; l'iris est projeté en avant, à la partie inférieure et externe de sa face antérieure; tache rougeâtre, qui est un petit hyphéma. A l'éclairage oblique et direct, on reconnaît une luxation incomplète du cristallin dans le corps vitré. Le cristallin est renversé d'avant en arrière, de bas en haut et de dedans en dehors. Apoplexie du corps vitré; vision trouble. Pas de douleurs.

*4 septembre*. Une cataracte se développe.

18. L'injection conjonctivale a disparu. Dans le cristallin, bande blanchâtre de 4 millimètres de largeur, étendue transversalement.

*5 octobre*. La bande opaque diminue en longueur et en largeur.

### Plaies par les grains de plomb.

Ces projectiles rasent assez souvent la coque oculaire, en traçant sur elle un simple sillon. Demours[1] a vu un grain de plomb fixé dans l'épaisseur de la sclérotique, sans toucher la choroïde.

D'autres fois, ils traversent le globe oculaire de part en part, ou restent enfermés dans son intérieur dont ils peuvent occuper toutes les régions : chambre antérieure, cristallin, corps vitré. Mackenzie a vu un grain de plomb logé dans la papille. S'ils ne s'enkystent pas, ils déterminent un phlegmon de l'œil ou une iridochoroïdite.

Voici un exemple de désordres graves produits par ce genre de projectiles :

Obs. LXXXV. — Claude P., âgé de 49 ans, garçon brasseur, travaillait dans un jardin le 1er septembre 1865, lorsqu'un chasseur, placé de l'autre côté du mur, le blessa à l'œil droit, en tirant des moineaux. Huit jours après, il se présente à la clinique de M. A. Desmarres. On remarque, à la partie externe et supérieure de la cornée, tout près de sa circonférence, une perforation de 2 millimètres de diamètre, par où l'iris fait hernie. Cette membrane est verte, tandis que celle du côté opposé est bleue. La pupille se prolonge jusqu'à la plaie de la cornée. Apoplexie du corps vitré, rougeur très-vive et uniforme de l'œil, sans distinction de vaisseaux. Douleurs légères par intervalle. Perte de la vision. Conservation du sentiment de la lumière quantitative. — Calo-

1. *Traité des maladies des yeux*, t. II, p. 504.

mel. Carré de soie noire flottant devant l'œil. Collyre au sulfate neutre d'atropine. Frictions autour de l'orbite avec du cérat belladoné.

13 *septembre*. Même état de l'œil; douleurs très-violentes la nuit. Pilule d'opium à 0,05 centigrammes.

Quoiqu'on ne puisse voir le grain de plomb, M. A. Desmarres ne doute pas de sa présence, d'après les symptômes de la maladie.

22 *septembre*. La hernie s'affaisse; mêmes douleurs.

Ce même malade se présente le 28 *septembre* à la clinique de M. Sichel. Œil moins rouge, injection périkératique. Par l'éclairage oblique, on découvre un caillot de sang mobile dans le corps vitré et une masse blanchâtre flottante, située plus profondément; c'est la rétine décollée. M. Sichel porte ce diagnostic : irido-choroïdite violente, amaurose, grains de plomb dans les membranes profondes.

*Traitement*. 20 sangsues au-devant de l'oreille droite, laisser saigner quatre heures. Le lendemain, 0,70 centigrammes de scammonée. Calomel. Pommade cuivrique belladonée. Au soleil, usage de grandes conserves sans numéro et d'une teinte enfumée moyenne.

## Plaies par les balles.

De semblables blessures entraînent presque constamment la destruction complète de l'organe de la vue ; aussi offrent-elles peu d'intérêt au médecin. L'œil peut être atteint suivant différentes directions et de façons très-bizarres. M. Bertherand[1] a vu une balle morte broyer l'œil, le vider et rester dans les enveloppes sans léser l'orbite. On cite[2] un duel où un des combattants est mort subitement. Les paupières étant intactes et fermées, on ne put, au premier moment, s'en expliquer la cause. A l'autopsie, on reconnut qu'une balle s'était logée dans le cerveau en traversant l'œil.

Dans un autre cas, cet organe a été rompu et chassé de l'orbite, sans lésion de cette cavité ni des paupières[3].

1. *Annales d'oculistique*, 1851, p. 127.
2. *Annales d'oculistique*, 1849, p. 109.
3. *Annales d'oculistique*, 1853, p. 107. Isenswied, 1851, médecin au régiment des Deux-Siciles.

Lorsque la balle atteint l'œil latéralement, l'orbite n'est plus ainsi respecté. On trouve, dans les *Annales d'oculistique*, des exemples dans lesquels des balles ont mutilé en même temps les deux orbites et les deux globes oculaires[1], ou même, frappant l'œil en diagonale de dedans en dehors, l'ont emporté et sont sorties derrière le pavillon de l'oreille[2].

### Plaies par éclats de capsules.

Ces accidents, qui sont très-fréquents et ressemblent presque en tous points à ceux produits par des grains de plomb, surviennent lorsqu'on fait partir des capsules avec un fusil à percussion, ou avec un marteau, comme amusement.

Des fragments de capsule, de grosseur et de nombre variables, peuvent faire une simple écorchure au globe oculaire ou se loger dans quelques-unes de ses parties. Le fait le plus remarquable est celui de M. Cunier, qui a extrait de l'œil d'un garde forestier une capsule entière, introduite dans la chambre antérieure[3].

Obs. LXXXVI.—Jules F., âgé de 7 ans.—Le 28 *août* 1863, en écrasant avec un marteau, sur une pierre, une capsule fulminante, un éclat lui sauta dans l'œil droit.

Huit jours après, à l'examen, on remarque un fragment de capsule qui occupe toute l'épaisseur de la cornée, à son centre. A ce niveau, on aperçoit son extrémité antérieure, sous forme d'un point noir, entourée d'un cercle blanchâtre, commencement de suppuration éliminatrice; en regardant obliquement la cornée, on découvre, mesurant l'épaisseur de cette membrane, un trajet noir qui nous indique la longueur du corps étranger. Pour en faire l'extraction, on juge à propos d'attendre le ramollissement des couches environnantes. Légère injection de la conjonctive bulbaire. — Collyre au sulfate neutre d'atropine.

1. *Annales d'oculistique*, 1851, p. 127, et 1852, p. 71.
2. *Annales d'oculistique*, 1859, p. 109.
3. *Annales d'oculistique*, 1839, p. 33.

Le 7 *septembre*, on tente l'opération que les cris et l'indocilité du malade, quoique attaché, ne permettent pas néanmoins de terminer. Du reste, comme le corps étranger est presque détaché et un peu mobile, on abandonne son expulsion au travail de la nature. En examinant avec un peu d'attention la portion dégagée, on reconnaît la couleur du cuivre.

Obs. LXXXVII. — Eugène B., âgé de 11 ans, fut blessé à l'œil gauche, en juillet 1863, par un fragment de capsule, qui a pénétré, par une plaie de la sclérotique, près de la circonférence de la cornée, à sa partie inférieure. Traitement antiphlogistique. Les accidents cessent, le corps étranger s'étant enkysté; mais, un an après, pendant un mouvement brusque d'inclinaison de la tête en avant, le malade sent quelque chose se déplacer dans son œil. A ce moment, M. Sichel, qui l'avait soigné au début, voit nettement le corps étranger flotter dans le corps vitré. Développement d'une inflammation de l'hémisphère antérieur de l'œil; kératite, iritis avec hypopyon, etc.; exsudation pupillaire, choroïdite antérieure. Traitement antiphlogistique.

Enfin, le 20 *juillet* 1865, le malade entre à la Clinique. On constate : au niveau de la blessure, à la partie inférieure de la cornée, un amas jaunâtre de pus concret et un point noirâtre, qui semble être la saillie extérieure du corps étranger. Tout autour, injection conjonctivale limitée, hypopyon, exsudation plastique dans le champ pupillaire. C'est un abcès partiel provoqué probablement par le corps étranger, qui tend à sortir au dehors. Comme la vue est entièrement perdue, on ne voit aucun inconvénient à faire une ponction. Le malade est endormi à l'aide du chloroforme. Avec un couteau lancéolaire, on pratique une ponction dans l'abcès, à l'union de la cornée et de la sclérotique. Il ne sort que de l'humeur aqueuse; on agrandit l'incision et, avec une pince fine, on va à la recherche du corps étranger; on ne le sent pas. On ne retire qu'une exsudation plastique, on ne persiste pas. Compression, traitement antiphlogistique.

27 *juillet*. Exéat. A la partie inférieure du globe oculaire, saillie arrondie, occupant moitié la cornée, où elle a une teinte jaune, moitié la sclérotique où elle est noirâtre, injection vasculaire périphérique.

Obs. LXXXVIII. — Étienne C., 17 ans, cultivateur, se présente à la clinique de M. Sichel, le 31 *août* 1865.—Il y a trois semaines, en écrasant une capsule sur une pierre, un éclat le blesse à l'œil droit. Inflammation, suppuration des membranes internes, l'iris est altéré dans sa couleur et sa texture; la pupille est irrégulière et dentelée sur ses bords; à travers, on aperçoit une opacité profonde, d'une couleur uniforme blanc jaunâtre. Le globe oculaire est diminué de volume et de consistance. Injection conjonctivale; cercle périkératique. La douleur, très-violente au début, est presque nulle maintenant; la vision est complétement abolie. On ne peut découvrir, sur la cornée et la sclérotique, la trace d'une cicatrice. — Traitement antiplastique, scammonée, calomel, pommade à l'oxyde noir de cuivre. Comme la pupille est suffisamment dilatée et qu'il n'existe pas de douleur, on n'emploie pas l'atropine et la belladone.

Le 3 *octobre*, je retrouve ce malade à l'hôpital Beaujon dans le service de M. Jarjavay (1er pavillon, n° 49), où il est entré le 29 septembre. Cataracte molle complète. L'œil a une teinte légèrement rosée, la cornée est transparente, la nuance de l'iris diffère peu de celle du côté opposé. Pas de douleurs.

Le 23 *novembre*, il se présente à la clinique de M. A. Desmarres. Irido-choroïdite; iris décoloré; pupille irrégulière, rétrécie; cataracte traumatique presque résorbée; débris de capsule et de lentille opaques, d'apparence crétacée. Atrophie au début. La cornée est transparente, mais ses dimensions sont moindres que de l'autre côté. Sa circonférence est irrégulière, l'œil a une couleur rosée. Pas de douleurs. La maladie est maintenant arrivée à sa dernière phase. Cet organe va finir par s'atrophier complétement. On ne fait pas suivre de traitement.

25 *janvier* 1866. Le malade est entré de nouveau à l'hôpital Beaujon. L'œil est complétement atrophié. Pour le délivrer des douleurs qui persistaient, M. le professeur Jarjavay se décide à une opération. Il excise la portion antérieure du globe oculaire, et extrait avec une pince le corps étranger, qui se présentait sous la forme d'un corps dur, arrondi, enveloppé de matières plastiques et ayant le volume d'un grain de millet.

---

# CHAPITRE VII

## Influence d'un œil blessé sur son congénère.

## Ophthalmie sympathique.

On désigne sous le nom *d'ophthalmie sympathique* l'affection qui survient dans un œil, à la suite d'une inflammation traumatique de son congénère. La connaissance de cette maladie est de date toute récente ; les anciens auteurs n'en font pas mention; c'est Beer qui, le premier, en 1802, l'a désignée à l'attention des médecins. Elle est surtout remarquable par sa marche constamment envahissante et par sa résistance à toute espèce de traitement, tant que subsiste la cause génératrice. En voici des exemples : le premier, extrait des registres de M. A. Desmarres ; les autres, recueillis à la clinique de cet habile praticien.

Obs. LXXXIX. — Le jeune P., âgé de 5 ans et demi, eut l'œil droit blessé par une baguette, le 17 *juillet* 1864. Cette blessure consistait en une plaie de la cornée, de l'iris et du cristallin. La compression fut pratiquée, et, quinze jours après, on l'opéra de la cataracte traumatique, par l'extraction linéaire.

Le 15 *septembre*, l'œil gauche commence à se brouiller, et le 17 *octobre* suivant, on reconnaît une ophthalmie sympathique de cet œil. Cercle périkératique, iris décoloré, synéchies postérieures; à l'ophthalmoscope, on trouve le fond de l'œil trouble, la papille un peu rouge, et la choroïde congestionnée.

Obs. XC. — Georges G., âgé de 6 ans, bonne constitution, d'après le rapport de sa mère, eut l'œil droit blessé au mois de *septembre* 1863. Il avait alors 4 ans. Cette blessure se cicatrisa; mais, deux mois après, les deux yeux étaient malades.

Le 9 *juin* 1864, M. Sichel, consulté par la mère, fit une ordonnance, qu'elle nous a montrée, où on lit le diagnostic suivant : Atrophie du globe oculaire droit, consécutive à une blessure ; irido-choroïdite chronique gauche, avec oblitération presque complète de la pupille par une fausse membrane.

10 *août* 1865, nous constatons : *œil droit :* Atrophie complète. Cet œil est petit, carré et caché au fond de l'orbite ; la cornée irrégulièrement quadrilatère à sa circonférence, réduite à de petites dimensions, présente une cicatrice linéaire transversale mesurant toute sa largeur. *Œil gauche :* irido-choroïdite sympathique, avec atrophie, épanchements interstitiels dans la cornée, pupille atrésiée, complétement oblitérée par une exsudation plastique.

Obs. XCI. — Célestin B., âgé de 22 ans, parquetier, grand garçon, châtain, fortement constitué.

Au mois de *novembre* 1862, blessure de *l'œil gauche,* par une boule de neige. A l'examen, trois ans après l'accident, on constate que cet œil est atteint d'une irido-choroïdite très-avancée, avec cataracte traumatique, en partie résorbée. La portion restante est crétacée et adhère à la pupille, qui est petite, irrégulière, déplacée, portée en haut. L'iris a une teinte verdâtre. Atrophie de l'œil, qui est mou, petit et carré. Ophthalmie sympathique de *l'œil droit.* Le malade raconte, qu'un mois environ après la blessure de l'œil gauche, la vue commençait à s'affaiblir à droite ; il y voyait avec moins de netteté. Actuellement, il se plaint de mouches volantes, de brouillards passant devant son œil ; sa pupille est dilatée, cette mydriase n'est probablement qu'artificielle, parce que la veille il est allé voir un médecin, qui, avant de l'examiner, lui a mis quelques gouttes d'un collyre dans l'œil. Rien du côté de la pupille et de l'iris ; à l'ophthalmoscope, on reconnaît une choroïdite pigmentaire avec hémorrhagie. Le fond de l'œil présente de nombreuses plaques de grandeur différente, d'un rouge clair, avec quelques taches noires, et un peu vers la partie inférieure, une large bande jaunâtre transversale. Les vaisseaux de la rétine sont visibles dans tout leur parcours.

Obs. XCII.—Le nommé P., cultivateur, 33 ans, bonne constitution. Phthisie ancienne de l'œil droit, suite d'une blessure reçue il y a quatorze mois. L'œil gauche s'est pris consécutivement d'une irido-choroïdite. La maladie a commencé deux mois après l'accident arrivé à l'œil droit. Atrésie presque complète de la pupille gauche ; les phosphènes existent, quoique le malade n'ait pas la sensation de la lumière quantitative.

Le 7 juin 1865, opération à l'œil gauche. Déchirement de l'iris; extraction du cristallin opaque et de consistance gommeuse. Le malade voit passer la main et compte les doigts. Du sang s'est épanché dans la chambre antérieure.

9 *juin*. Réunion, chambre antérieure encore en partie remplie de sang.

10 *juin*. La chambre antérieure s'éclaircit.

Obs. XCIII.— Claude P., 54 ans, mineur. Tempérament bilieux, bonne santé ordinaire, fut atteint, il y a quatre mois, dans la figure, par une explosion de mine. Il présente quelques grains de poudre disséminés sur la face et les paupières.

Le 30 *septembre* 1865, on constate :

*OEil droit :* cicatrice d'une plaie centrale de la cornée avec hernie de l'iris, hydrophthalmie légère, staphylôme de la cornée et de l'iris au début. Tout le reste de la cornée est opaque. Plusieurs grains de poudre incrustés dans la sclérotique, au niveau des extrémités du diamètre transversal de la cornée; les parties supérieures et inférieures du globe ont probablement été protégées par les paupières à demi entr'ouvertes lors de l'accident. A la partie interne du globe rampent plusieurs gros vaisseaux variqueux, situés sur un plan postérieur à la conjonctive.

Depuis un mois seulement il ne ressent plus que quelques douleurs de temps à autre dans cet œil, où auparavant il en éprouvait d'incessantes.

*OEil gauche.* Trois mois après l'accident, les symptômes de l'ophthalmie sympathique se sont manifestés. Aujourd'hui, on trouve de gros vaisseaux tortueux sous la conjonctive, l'iris décoloré, verdâtre, la pupille étroite, adhérente à la cristalloïde antérieure et obstruée par une exsudation. L'atropine est sans influence sur elle. Comme traitement, on se propose de faire l'iridectomie à l'œil gauche et le staphylotomie à l'œil droit.

6 *octobre*. Opération d'iridectomie à l'œil gauche; épanchement de sang dans la chambre antérieure. On le retire avec la curette.

7 *octobre*. Œdème du bord libre de la paupière supérieure. Conjonctivite. Quelques légères douleurs.

16 *octobre*. Pas de rougeur de l'œil, vision incomplétement rétablie.

Obs. XCIV. — Jean-Pierre D., 67 ans, cultivateur. Bonne constitution.

Dans le courant d'avril 1865, il se blessa l'œil gauche contre un loquet de porte, d'où résulta une violente inflammation, contre laquelle le médecin de son pays prescrivit un traitement antiphlogistique.

Le 9 *septembre,* on constate les altérations suivantes :

*OEil gauche.* Leucôme adhérent à l'iris dans la moitié supérieure de la cornée. Dans cette portion supérieure, cicatrice d'une plaie de la cornée, se continuant avec la cicatrice d'une plaie scléroticale qui, partant d'une dépression située à la partie interne et supérieure de la circonférence de la cornée, s'étend transversalement sous forme d'une traînée noirâtre de 3 millimètres de largeur, irrégulière, enfoncée jusqu'à l'angle externe de l'œil, contournant ainsi la circonférence supérieure de la cornée ; la saillie de cette cicatrice en dedans produit une compression qui amènera probablement tôt ou tard un staphylôme antérieur dans la partie supérieure ; en ce point, la cornée est comme en voie de suppuration. L'œil commence à s'atrophier : il est carré et mou dans les parties postérieures, ce qui désigne un ramollissement du corps vitré, et partant une altération choroïdienne. L'iris est encore vivant.

*OEil droit.* Irido-choroïdite sympathique. Début il y a sept à huit semaines par un trouble de la vision, la difficulté du travail sur les petits objets. Les vaisseaux sous-jacents à la conjonctive sont tortueux, violacés, augmentés de calibre. L'iris décoloré est d'une teinte jaune verdâtre ; la pupille, irrégulière, présente dans sa moitié inférieure des synéchies organisées avec des exsudats. Pas de douleur ni rougeur de l'œil ; sans les antécédents, on croirait avoir affaire à une iritis syphilitique.

L'œil gauche étant perdu, on se propose d'en enlever l'hémisphère antérieur pour arrêter son influence sur l'œil droit.

Obs. XCV. — Louis D., 48 ans, chauffeur-mécanicien ; grand, fort, robuste, sanguin. Il raconte qu'en 1844 étant sous les drapeaux et en garnison à La Flèche, un de ses camarades, ayant trop chargé son fusil pour faire l'exercice à feu, il reçut à la figure, et presque à bout portant, une explosion de grains de poudre. Son œil droit fut blessé et atteint d'une violente inflammation consécutive.

A partir de 1846, la vue se perdit dans cet œil. En 1848, après une opération de la cataracte pratiquée à La Flèche, la vision fut rétablie pendant vingt-quatre heures. Il éprouve des douleurs très-vives dans l'œil et autour de l'orbite.

Le 25 *août* 1865, on constate :

*OEil droit.* A la partie externe du bord libre de la paupière inférieure, traînées bleuâtres dues à des grains de poudre incrustés; il existe aussi quelques grains de poudre à la face. Cet œil est petit, enfoncé; la cornée, irrégulièrement circulaire, a perdu de ses dimensions. Elle présente dans son tiers supérieur de petits épanchements interlamellaires qui paraissent tenir à la présence de grains de poudre; à sa circonférence supérieure, cercle opalin, ayant l'apparence et la forme du cercle sénile. C'est probablement la cicatrice de la plaie faite pour l'opération de la cataracte par kératotomie supérieure. Le reste de la cornée est transparent et laisse apercevoir un iris décoloré, avec pupille rétrécie, déplacée, portée en bas et en dedans. Elle adhère à une cataracte phosphatique d'une couleur jaune orange.

*OEil gauche.* C'est pour lui que le malade vient réclamer des soins. Il se plaint de douleurs très-vives, profondes, de troubles dans la vision pendant le travail; la grande lumière, celle du soleil, par exemple, est difficilement supportée. On remarque un peu d'irrégularité dans la pupille. Par l'éclairage oblique, on trouve, à sa partie externe et un peu inférieure, de petites exsudations blanchâtres et une cataracte commençante. On ne peut déterminer, faute de points de comparaison, s'il est survenu des changements dans la teinte de l'iris. A l'ophthalmoscope, on reconnaît un trouble léger du corps vitré et une choroïdite pigmentaire.

## Symptômes.

Les accidents sympathiques commencent à se déclarer généralement un mois ou six semaines après la blessure. Le premier symptôme accusé par les malades dénonce une fatigue de l'accommodation. Ils ne peuvent fixer d'une manière soutenue les objets de petite dimension sans ressentir immédiatement une lassitude oculaire: puis la vision se trouble ; la rétine, comprimée par la choroïde épaissie, donne des sensations subjectives de lumière, *photopsie;* ou bien, elle est paralysée, d'où *scotômes*, *brouillards* devant les yeux.

La pression intra-oculaire étant augmentée, les malades éprouvent la sensation de pesanteur profonde dans le globe de l'œil, des battements isochrones aux pulsations artérielles (Mackenzie). La *douleur* manque, si la maladie est limitée à l'hémisphère postérieur de l'œil. Elle se montre avec une intensité variable, lorsque la maladie s'est étendue ou a débuté par l'hémisphère antérieur ; enfin, à une période avancée, la vision, après s'être obscurcie de plus en plus, finit par disparaître complétement.

Si on dirige son examen vers le globe oculaire, on trouve la pupille paresseuse, contractée, avec des synéchies, l'iris décoloré, d'une teinte vert sale, une zone rosée autour de la cornée, de gros vaisseaux variqueux siégeant sur un plan sous-jacent à la conjonctive, qu'on peut faire glisser sur eux.

A une période plus avancée, l'iris s'atrophie, ses cellules pigmentaires se dissocient, laissent échapper leurs granulations, qui tombent dans la chambre antérieure ou se déposent sur la cristalloïde antérieure.

Ses vaisseaux se rompent en donnant naissance aux hyphémas, s'oblitèrent et disparaissent. La pupille, irrégulière, rétrécie, déplacée, ne tarde pas à être entièrement fermée par une exsudation plastique.

Si la pupille n'est pas trop étroite ou si la maladie débute par le segment postérieur, l'examen ophthalmoscopique est possible. On reconnaît du côté de la choroïde tous les désordres décrits sous le nom de choroïdite atrophique ; rougeur plus accentuée du fond de l'œil, *vasa vorticosa* distincts ; les cellules pigmentaires s'ouvrent, les granulations devenues libres s'accumulent sur divers points de manière à former des taches noires, quelquefois les vaisseaux trop distendus peuvent se rompre et produire des hémorrhagies.

Entre les taches noires pigmentaires et les taches rouges apoplectiques se montre la couche chorio-capillaire d'une couleur rose terne, qui ne tarde pas à disparaître pour être remplacée par une surface blanche, qui n'est autre chose que la sclérotique mise à découvert. La choroïde ne peut être longtemps malade sans que la rétine le devienne aussi. Cette membrane est décollée par un épanchement séreux ou sanguin formé par la choroïde ; ses veines augmentent de calibre, des hémorrhagies se font dans son épaisseur, des granulations pigmentaires s'infiltrent dans son tissu, le traversent même souvent pour envahir le corps vitré. La choroïde n'existant plus, les organes dont elle est chargée d'entretenir la nutrition, corps vitré et cristallin, doivent s'altérer ; aussi voit-on le corps vitré se ramollir, devenir trouble, se remplir de corps flottants et le cristallin s'opacifier. L'altération du cercle ciliaire entraîne, à sa suite, des perturbations dans les parties qui sont sous sa dépendance ; la cornée perd de son brillant, présente des épanchements interstitiels, ses dimensions diminuent. Dans un cas observé par Lawrence et rapporté par Mackenzie, la cornée ressemblait, par sa forme et ses dimensions, à un grain d'orge placé horizontalement.

Chacune des parties constituantes du globe oculaire ayant perdu son mode de nutrition, l'œil devient petit, mou, carré et s'atrophie d'une manière complète.

## Nature.

L'ophthalmie sympathique est une phlegmasie lente du système irido-cyclo-choroïdien. Elle ne diffère en rien, par ses symptômes, ses lésions anatomiques, sa marche et sa terminaison, de la maladie décrite sous le nom d'*irido-choroïdite à marche lente.* Sa nature ne varie jamais ; les formes diverses qu'elle peut revêtir dépendent de son point de départ. En effet, l'altération peut débuter, par le segment antérieur ou par le segment postérieur, comme aussi, ce qui arrive le plus ordinairement, par les deux segments à la fois. Lorsqu'elle débute par un seul segment, elle finit toujours par envahir l'autre.

Mackenzie croyait à une inflammation rétinienne, se propageant à l'iris. Cette opinion n'est plus admissible depuis les découvertes ophthalmoscopiques modernes. Elles nous ont appris que les maladies de la rétine, rarement idiopathiques, sont consécutives à une lésion choroïdienne ou à un état morbide général, comme affections du cœur, maladie de Bright, etc. etc.

D'un autre côté, on s'explique très-bien comment, par la continuité des tissus, une choroïdite peut déterminer une iritis. Il n'en est pas de même de la rétine. Au surplus, l'examen ophthalmoscopique suffit pour lever toute objection.

M. Dubois[1] admet deux espèces d'ophthalmie sympathique : L'une de nature nerveuse, caractérisée par des troubles fonctionnels, sans altérations anatomiques, atteignant de préférence les constitutions nerveuses ou anémiques ; l'autre, de nature inflammatoire, avec altérations anatomiques, plus fréquente chez les personnes de constitution scrofuleuse et lymphatique.

Ces conclusions sont tirées des vingt-quatre observations rapportées dans la *Thèse* de M. de Brondeau, son élève[2].

La lecture et l'analyse attentives de ces observations n'ont pu me rallier à cette opinion. Je me suis assuré qu'elles laissaient beaucoup à désirer sous le rapport des détails (quelques-unes même ne comprennent que l'énoncé d'un diagnostic), et que, pour un assez grand nombre, le diagnostic était douteux et très-contestable.

Au surplus, on verra, par les quelques exemples que je vais citer, que ces observations ne concordent pas avec la division établie par l'auteur.



1. *Annales d'oculistique*, 1860, p. 59.

2. *Thèse*, Paris, 1858.

Nous commencerons par la série des observations classées sous le titre : *Sans altérations anatomiques.*

*Obs. 1re. — Inflammation de l'œil droit. Troubles sympathiques de l'œil gauche.*

B., âgé de 46 ans, chauffeur-mécanicien, reçut, le 28 *septembre* 1859, un coup de manche à balai sur l'œil *droit.* Le lendemain, malgré cette forte commotion, il reprend son travail et un fâcheux hasard fait qu'un petit morceau de fer vient frapper le même œil qui s'enflamme, devient douloureux et présente une rougeur très-vive. Aucun traitement sérieux n'est fait pendant quinze jours. Au bout de ce temps, l'œil droit est douloureux; il y existe une congestion sourde ; l'iris est légèrement décoloré, la pupille rétrécie; on voit, autour de la cornée, une injection fine, coupée par intervalles de gros vaisseaux variqueux. (25 sangsues au-devant de l'oreille, purgatifs, frictions mercurielles, pédiluves, calomel à dose altérante.) Sous l'influence de ce traitement, l'inflammation diminue, mais une douleur obtuse persiste toujours. *L'œil gauche,* sain jusqu'alors, est atteint de myodopsie et d'un affaiblissement intermitent de la vision. L'examen ophthalmoscopique n'y fait découvrir ni congestion, ni modification aucune des parties profondes. (Repos des yeux, petits vésicatoires volants derrière les oreilles). Dix jours après, l'œil gauche est complétement rétabli dans ses fonctions.

On ne peut nier que cette observation soit bien réellement sans lésion anatomique. Mais des troubles visuels aussi fugitifs et disparaissant malgré la persistance de la cause qui leur a donné naissance sont-ils suffisants pour caractériser l'affection sympathique? En admettant que l'on se soit bien assuré au préalable de l'existence réelle de ces symptômes, ne pourrait-on pas trouver d'autre raison pour expliquer leur apparition? Je ne discuterai pas cette question. J'admettrai, si l'on veut, que c'est bien un cas d'ophthalmie sympathique. J'ajouterai seulement une remarque : pourquoi l'examen ophthalmoscopique, si scrupuleusement fait dans cette circonstance, a-t-il été négligé dans l'observation suivante?

*Obs. 2. — Ophthalmie traumatique de l'œil gauche ; amblyopie de l'œil droit.*

Madame R....., 51 ans, journalière à Saint-Martin-de-Cestas (Gironde), blessée en *juillet* 1857 à l'œil gauche, par les barbes d'un épi de blé, présente au mois de *septembre* l'état suivant : La cornée, dans une grande partie de son tiers externe, est le siége d'un ramollissement et d'une ulcération profonde, à travers laquelle se présente un staphylôme commençant de la membrane de Descemet ; il y a de plus un synchysis et de nombreuses synéchies postérieures. Le traitement a été très-incomplet : deux ou trois jours après la lésion de l'œil gauche, Mme R..... s'est aperçue que la vision de l'œil droit commençait à s'affaiblir, et trois mois après, le 17 septembre, on constate l'existence d'un degré fort avancé d'amblyopie. La pupille est largement dilatée, immobile. La malade se plaint de fatigues oculaires, de myodopsie, de photopsie, de douleurs vagues, s'irradiant vers le front et les tempes. (Deux applications de sangsues au-devant de l'oreille; calomel et soufre doré d'antimoine, à doses altérantes; frictions avec l'onguent napolitain, liniment calmant, chloroforme, pommade d'Autenrieth, vésicatoires volants, purgatifs.) Malgré ce traitement suivi avec persévérance pendant plus d'un mois, la vision s'affaiblit de plus en plus, et l'œil droit reste frappé d'amaurose commençante. La pupille est dilatée, le fond de l'œil d'un gris sale; l'ophthalmodynie et la kopiopie persistent toujours.

Je suis parfaitement convaincu que l'examen ophthalmoscopique aurait fait découvrir au fond de l'œil, très-probablement du côté de la choroïde, des altérations qui auraient expliqué ces troubles fonctionnels.

Je pourrais en dire autant de l'observation 7.

Mais voyons l'observation 3.

*Obs. 3. — Ophthalmie, suite d'un coup de feu dans l'œil droit. Asthénopie de l'œil gauche.*

Jean D., 29 ans, carrier à Langoiran (Gironde), est blessé à l'œil droit par un coup de fusil à 60 pas. Le projectile (l'arme étant chargée avec du petit plomb) traverse la cornée et déchire l'iris, dans sa partie interne. Fomentations froides. Le 4 *novembre* 1857 : hernie de l'iris dans la partie inférieure de la cornée, leucôme adhérent, pupille modérément dilatée dans sa partie supérieure; chambres antérieure et postérieure remplies de portions de substance corticale opaque, provenant de la dilacération du cristallin; vision complétement abolie; il est probable que le grain de plomb s'est logé dans le corps vitré.

Le lendemain, même de l'accident, la vision de l'œil gauche s'est considérablement affaiblie sans qu'il y ait aucun signe d'inflammation, sans douleur orbitaire, ni photopsie, ni myodopsie. Dix jours après, bien que l'état de l'œil droit continuât à être le même, l'œil gauche se rétablit, l'asthénopie disparaît spontanément. Six grains de plomb sont disséminés dans la paupière inférieure gauche.

Je n'hésite pas à attribuer le trouble visuel de l'œil gauche aux six grains de plomb logés dans la paupière inférieure.

Si je passe maintenant à la série des observations rangées sous le titre *Altérations anatomiques*, je demanderai pour quelle raison on a placé dans ce groupe l'observation 14, dans laquelle les accidents sympathiques se montrent avec des caractères semblables à ceux des observations 4 et 5 de la première série.

Dans l'observation 19, l'œil que l'on considère comme affecté d'altérations sympathiques ne serait-il pas l'œil véritablement blessé? On ne paraît pas s'être mis à l'abri de cette chance d'erreur, comme on peut en juger :

*Obs.* 19. — ***Blessure de l'œil droit. Ophthalmite de l'œil gauche.***

Mademoiselle L., âgée de 22 ans, se heurte violemment l'angle externe de l'œil droit contre une rampe de fer; sous l'influence de ce choc, la commissure palpébrale est érodée; il se produit une douleur assez intense et un peu de rougeur de la conjonctive, mais ces accidents cessent après deux jours environ.

L'œil gauche, jusque-là parfaitement sain, est pris, trois ou quatre jours après, d'une violente ophthalmite, qui est combattue avec toute l'énergie possible. Cependant, deux mois et demi après l'accident, en même temps que l'on constate l'état normal de l'œil qui a subi la commotion, on trouve les désordres suivants dans l'œil gauche : la cornée complétement détruite dans toute son étendue et remplacée par la membrane de Descemet, qui elle-même est tapissée à sa face concave par l'iris devenu adhérent ; la pupille irrégulière, déchiquetée, le cristallin entièrement opaque, comme crétacé, projeté en avant, adhérent à son tour à l'iris.

L'affection sympathique se présentant sous les traits d'un phlegmon, son début trois ou quatre jours après la guérison d'une maladie de l'autre œil qui n'a eu que deux jours de durée, sont autant de faits extraordinaires et tout à fait en désaccord avec les idées reçues. Il me semble qu'il est plus simple d'attribuer le phlegmon à des désordres intra-oculaires de l'œil gauche, résultat du choc contre la rampe. Il est vrai que le coup n'aurait pas porté de ce côté ; d'abord en est-on bien sûr ? Et, en admettant cette hypothèse la commotion a bien pu produire ses effets jusqu'au côté opposé, puisqu'il existe dans la science des faits de désordres oculaires survenus à la suite de chutes sur les pieds, les genoux et les ischions.

Je ne m'étonne pas, si l'on considère des faits de ce genre comme des ophthalmies sympathiques, que M. de Brondeau fasse remarquer : « Que ces accidents sont loin d'être aussi rares qu'on « veut bien le dire, puisqu'un seul chirurgien, dans l'espace de « deux ans, a pu les observer vingt-quatre fois. »

Or, pendant près d'une année, je n'en ai observé que six cas dans le dispensaire de M. A. Desmarres, et pas un seul dans celui de M. Sichel. Je ne présume pas le dispensaire de M. Dubois plus important que ces deux-là réunis.

## Causes.

Un œil ne peut influencer sympathiquement son congénère, qu'à la condition de présenter une altération de son système *irido-cyclo-choroïdien*. Les plaies de la cornée, de la sclérotique, du cristallin, du corps vitré, de la rétine, ne donnent jamais lieu de redouter l'affection sympathique pour l'autre œil, tant que l'altération reste limitée à ces parties et qu'il y a intégrité du système *irido-cyclo-choroïdien.*

M. de Brondeau cite cependant dans sa *thèse,* comme exemple de cataracte sympathique, l'observation d'un homme de 50 ans, qui, en taillant la vigne, fut frappé au visage par un sarment, avec tant de violence que, malgré la vigueur de sa constitution, la douleur faillit lui faire perdre connaissance ; il ne put même rentrer chez lui qu'avec l'aide d'un bâton. Quinze à vingt jours après l'accident, on constate une opacité dans le cristallin de l'œil droit, et cinq mois après une cataracte dans l'œil gauche.

Au lieu de considérer cette seconde cataracte comme une affection sympathique, n'est-il pas rationnel d'admettre qu'elle n'est que le résultat de la même cause qui a produit la première, et que l'altération, conséquence du coup porté par la branche de vigne, se trouvant moins développée dans l'œil gauche, a pu passer inaperçue au début de la maladie.

Puisque nous voyons, parmi les sujets possédant des lésions oculaires identiques et susceptibles d'engendrer des désordres sympathiques, les uns en être atteints et les autres préservés, nous sommes forcément amené à reconnaître et à admettre une certaine prédisposition constitutionnelle ; cette prédisposition est généralement attribuée à la scrofule, au lymphatisme, à l'anémie, à la débilité. Wharton Jones est de cet avis ; Mackenzie est peu affirmatif et indécis ; cependant, dans les observations répandues dans la science, la constitution et le tempérament sont négligemment indiqués. Dans celles de M. Dubois, qui partage pourtant cette opinion, s'il en est quelquefois question, c'est toujours la constitution vigoureuse qui se trouve mentionnée.

La disposition congestionnelle de l'organisme, plus que la dépressibilité des forces, me paraît prédisposer à ce genre d'affection, et je suis amené à cette opinion par les raisons suivantes :

1° Tous les faits d'ophthalmie sympathique que j'ai été à même d'observer se rapportent à des sujets parfaitement constitués et bien portants. Par contre, j'ai suivi pendant longtemps un très-grand nombre de malades, manifestement scrofuleux, affaiblis, cachectiques, vivant dans de mauvaises conditions hygiéniques, qui, bien que portant à un œil des lésions susceptibles de déterminer des troubles sympathiques, n'en ont cependant pas éprouvé la moindre atteinte.

2° C'est ordinairement aux parties externes du globe oculaire: cornée, conjonctive, paupières, voies lacrymales, que s'attaquent le lymphatisme et la débilité; tandis que les affections des membranes internes sont le résultat de causes de congestions actives et paraissent être l'apanage de l'âge adulte, période de la vie où la scrofule a perdu de sa fréquence.

3° Tous les auteurs ont fait remarquer, et avec juste raison, que l'affection sympathique survenait beaucoup plus rarement après les opérations qu'à la suite de blessures accidentelles. Mackenzie, dans un grand nombre d'opérations pratiquées sur l'œil, n'a jamais vu se produire ce résultat, même lorsqu'il y avait hernie et étranglement de l'iris.

Or, en établissant un parallèle entre les individus opérés et ceux blessés par accident, nous voyons, dans la généralité des sujets qui subissent une opération, des vieillards dont l'altération oculaire n'est que l'expression d'un vice général de nutrition, et dont le moral est tellement impressionné, que quelques-uns tombent en syncope au moment des apprêts de l'opération. Ensuite, que deviennent-ils? Ils sont enfermés dans une chambre obscure, soumis à la diète, les yeux bandés, et constamment couchés dans la même position, etc., etc.

Qu'on les compare maintenant aux individus blessés accidentellement, presque tous dans la force de l'âge, et dont la profession, cause de leur blessure, exige une certaine vigueur corporelle.

Mackenzie a même reconnu que les individus sujets à l'ophthalmitis sympathique étaient le plus souvent des hommes travaillant le fer, dont les forces générales n'étaient point altérées à l'époque où leur œil a été blessé, mais que l'usage abusif des spiritueux et du tabac apportait dans leur constitution une modification qui les rendait plus accessibles aux affections inflammatoires.

On remarquera, en outre, qu'après l'accident, quelle que soit du reste l'importance du traumatisme, ces malades ne sont jamais soumis au régime débilitant des opérés.

M. Dubois a encore avancé : Que l'enfance paraissait avoir échappé, jusqu'à ce jour, à la sympathie morbide oculaire, et que toutes les recherches faites par lui, sur une très-grande échelle, n'avaient pu lui fournir d'observations contraires à cette opinion.

Je me contenterai, pour réfuter cette assertion, de renvoyer aux observations LXXXIX et XC de ce travail, où se trouvent deux exemples : l'un d'un enfant de cinq ans et demi, l'autre de quatre ans. Critchett, qui, au contraire, prétend qu'elle s'observe[1] plus particulièrement chez les jeunes sujets, cite deux observations se rapportant à deux petites filles de huit et onze ans. Le docteur Giacomo Albertetti [2] en rapporte une chez une petite fille de cinq ans.

Dans les *Annales d'oculistique* [3], on en trouve encore deux autres concernant des enfants de treize à quatorze ans. Je pourrais multiplier ces exemples. Je crois que ceux-ci suffisent.

Quelques auteurs ont considéré, comme *causes efficientes* de l'affection sympathique, la reprise trop prompte du travail après l'accident, ou la fatigue de l'œil sain par une lecture trop prolongée. Il n'y a là rien de spécial, car on voit beaucoup de gens

1. *Annales d'oculistique*, 1864, p. 231.
2. *Gazetta medica italiana*, Stati Sardi, recueillie à la clinique du docteur Borelli, et *Annales d'oculistique*, 1855, p. 145.
3. *Annales d'oculistique*, 1855, p. 256.

continuer leurs travaux et se fatiguer après la blessure d'un œil, sans que l'autre en soit influencé.

### Mécanisme.

Comment un œil qui a subi une altération peut-il influencer l'autre œil? C'est un point de physiologie pathologique qu'il serait assez intéressant d'éclaircir. La question, malheureusement, est encore à l'état de problème auquel je n'ai pas trouvé de solution satisfaisante parmi les nombreuses explications qu'on en a données, et qui peuvent se ranger sous deux chefs principaux, savoir :

1° Le *consensus oculorum.*

2° La transmission nerveuse : *nerfs optique, ciliaires, vasomoteurs.*

On a voulu expliquer le développement d'une maladie dans un œil, à la suite d'une lésion de son congénère, par la composition des mêmes éléments anatomiques de ces deux organes. On a fait confusion ; il n'y a pas là sympathie, mais influence d'une même cause. L'œil consécutivement atteint doit son altération, non à la maladie de l'autre œil, mais à la cause qui a produit cette maladie.

Pour arriver à la connaissance du mode de propagation, on a tour à tour mis en jeu le nerf optique, la cinquième paire et le grand sympathique. Mackenzie, qui donne aussi à cette maladie le nom d'*ophthalmitis reflexe*, la considère comme une inflammation de la rétine, se propageant le long du nerf optique jusqu'au *chiasma ;* de là, l'irritation est réfléchie à la rétine de l'œil opposé, le long du nerf optique [1]. Nous savons à quoi nous en tenir sur l'inflammation rétinienne. De plus, M. Pagenstecher [2] a

1. Mackenzie, t. II.

2. *Annales d'oculistique*, 1863, p. 69.

vu l'inflammation sympathique se manifester dans un œil à une époque où la rétine et le nerf optique de l'œil qui l'a provoquée étaient complétement atrophiés et inaptes à transmettre cette irritation morbide.

Ce dernier auteur suppose la transmission par les nerfs ciliaires.

M. Tavignot, partant de ce principe que la névralgie ciliaire développe la congestion et l'inflammation de l'iris, et que les blessures amenant plus particulièrement l'ophthalmie sympathique étaient celles du cercle ciliaire, admettait le développement d'une névralgie ciliaire, ensuite d'une iritis consécutive. Aussi, comme base de traitement, recommande-t-il de combattre d'abord la névralgie ciliaire, ensuite l'iritis.

Que devient cette explication, quand la maladie débute par le segment postérieur de l'œil ? Du reste, l'expérience n'est pas venue confirmer l'efficacité du traitement.

La dernière explication, par les nerfs vaso-moteurs, manquant tout autant de fondement, je crois inutile d'insister davantage.

---

## Diagnostic.

Avant le développement de l'inflammation, les renseignements fournis par le malade d'une part, l'examen attentif du globe oculaire d'autre part, permettent d'arriver sans difficulté à la connaissance exacte de la lésion oculaire ; il serait donc superflu de s'étendre longuement sur ce sujet. Mais, lorsque l'inflammation est survenue, il se présente un certain nombre de cas, presque toujours du même genre, qui peuvent embarrasser le praticien même le plus expérimenté. Il suffira de les signaler pour qu'on puisse éviter l'écueil.

Une lésion qui fait très-souvent commettre une erreur de diagnostic, c'est la blessure par les coques de millet. Ces corps viennent s'implanter à l'union de la cornée et de la sclérotique et s'entourent de vaisseaux à leur base, de façon à simuler une phlyctène. Dans cette circonstance, on s'informera si le sujet élève ou soigne des oiseaux; on tiendra compte de son tempérament et de sa constitution, se souvenant que les phlyctènes s'observent plus particulièrement chez des individus lymphatiques ou anémiés. Au surplus, la marche de la maladie lèvera toute difficulté. En effet, lorsqu'on la voit persister avec les mêmes caractères, sans être influencée par un traitement rationnel, il n'y a plus à hésiter: on doit songer à la présence d'un corps étranger, car, du neuvième au dixième jour, la phlyctène se rompt pour donner naissance à une ulcération.

M. Magne[1], dans un cas semblable, a été mis sur la voie par l'emploi de la cautérisation avec le crayon de nitrate d'argent; il s'aperçut que, tandis que les parties environnantes de la saillie changeaient d'aspect, le sommet conservait toujours la même apparence.

1. *Ophthalmies traumatiques.*

Ce même auteur [1] a vu un fait rare et curieux, celui d'une femme qu'il traitait depuis longtemps sans succès, pour une névralgie oculaire dont les accès revenaient tous les matins, lorsque, par hasard, en examinant de près l'œil de la malade, il reconnut dans la cornée un corps étranger qui se manifestait par une petite tache qu'aurait pu faire une pointe d'aiguille. Il en fit l'extraction, et la guérison fut immédiate et radicale.

M. Rivaud-Landrau [2] rapporte aussi un fait d'erreur de diagnostic assez intéressant. C'est un sujet blessé à l'œil droit par un fragment de canon de fusil qui éclata entre ses mains. Une violente inflammation s'ensuivit, accompagnée de douleurs vives et persistantes. Trois médecins diagnostiquèrent une rupture de la cornée, avec procidence de l'iris, et prescrivirent un traitement *ad hoc*. M. Rivaud-Landrau, examinant le malade trois mois après l'accident, constata que la prétendue hernie n'était que la cheminée d'un fusil à piston. L'extraction faite, les douleurs et l'inflammation cessèrent. L'œil s'atrophia.

M. James Vose Solomon [3] cite l'exemple d'un corps étranger de la cornée simulant une ophthalmie sympathique. Le sujet eut l'œil gauche blessé par des ciseaux. L'inflammation qui s'ensuivit se dissipa au bout de cinq semaines. A partir du troisième jour après l'accident, l'œil droit présentait les troubles fonctionnels suivants : Vision nébuleuse, photopsie, photophobie et douleurs. On crut à une ophthalmie sympathique; mais, en examinant l'œil de profil, on découvrit sur la cornée un petit corps étranger obscur, sans trace d'opacité de cette membrane. On en fit l'extraction, et on reconnut que c'était une parcelle de pierre ayant le volume d'une tête d'épingle. Huit jours après, l'œil était revenu à son état normal.

1. *Loc. cit.*
2. *Annales d'oculistique*, 1859, p. 74.
3. *Archives d'ophthalmologie*, t. III, p. 257.

## Pronostic.

Il existe tant d'éléments divers dont on doit tenir compte dans la détermination du pronostic des plaies du globe oculaire, qu'il est à peu près impossible de poser des règles fixes à cet égard. Le siége et l'étendue de la lésion ne doivent être pris qu'en faible considération. A la suite d'une simple égratignure de la cornée, l'œil blessé peut être détruit et son congénère compromis. Une plaie de la cornée peut encore être suivie de tétanos ou d'hémorrhagie grave.

Nous avons déjà parlé du danger particulier des plaies qui intéressent la région ciliaire; nous avons dit qu'elles avaient pour résultat ordinaire l'atrophie de l'œil. Voici encore quelques faits venant à l'appui de cette proposition.

Obs. XCVI.—Albert L., âgé de 14 ans, tourneur en cuivre, en 1862 s'est blessé l'œil gauche avec une pointe de ciseaux.

Le 22 *septembre* 1865, on constate : à la partie interne du globe oculaire, la cicatrice d'une plaie intéressant la cornée et la sclérotique. Atrophie.

Obs. XCVII.—B., âgé de 46 ans, mécanicien, en 1839, se blessa l'œil gauche avec un tournevis.

Le 1er *septembre* 1865, cicatrice d'une plaie occupant la cornée et la sclérotique. Atrophie.

Obs. XCVIII. — Clément B., âgé de 8 ans, en 1861 s'est blessé l'œil gauche avec la pointe d'un couteau.

Le 30 *juin* 1865, cicatrice d'une plaie de la cornée et de la sclérotique. Atrophie.

Obs. XCIX.—Pierre G., âgé de 17 ans, le 20 *juin* 1865, eut l'œil droit blessé par un copeau de fer.

1er *août*, cicatrice d'une plaie de la cornée et de la sclérotique. Atrophie.

Obs. C.—Alexandre C., âgé de 32 ans, coutelier, le 21 *juillet* 1865 eut l'œil droit blessé par un instrument d'acier.

Le 18 *septembre* on trouve : une cicatrice récente d'une plaie de la cornée et de la sclérotique, avec hernie de l'iris ; les traces d'un hyphéma et une cataracte traumatique. Atrophie commençante du globe oculaire.

Obs. CI.—Émile L., âgé de 18 ans, ébarbeur en cuivre, le 5 *août* 1865, en burinant, eut l'œil droit blessé par un copeau de cuivre.

Le 4 *août*, on constate : une plaie verticale occupant toute l'étendue de la cornée et se prolongeant par son extrémité inférieure dans la sclérotique, jusqu'à une distance de 4 millimètres. Plaie de l'iris et du cristallin, hyphéma; injection conjonctivale.—Calomel, collyre au sulfate neutre d'atropine, compression de l'œil.

*4 septembre*. Épanchement plastique et développement de vaisseaux entre les bords de la plaie de la cornée; pas d'inflammation. Atrophie commençante du globe oculaire.

3 *novembre*. Cicatrisation de la plaie par deuxième intention. L'œil est complétement atrophié; il est petit, mou, enfoncé.

On a remarqué que les plaies accidentelles guérissaient avec plus de facilité que celles produites par l'art. Les faits que j'ai pu observer m'ont aussi rattaché à cette opinion.

## Traitement.

Les plaies du globe oculaire dépourvues de complications ne réclament pour tout traitement que le repos, le régime, l'application de compresses imbibées d'eau froide, et, s'il existe une plaie à lambeau de la cornée, il est utile de pratiquer l'occlusion des paupières à l'aide de bandelettes de taffetas pour faciliter le rapprochement des bords de la solution de continuité.

Ces moyens simples suffiront, dans la plupart des cas, à seconder la nature dans le travail de cicatrisation et à prévenir l'inflammation. Si celle-ci se déclarait, il faudrait aussitôt la combattre par un traitement antiphlogistique énergique: saignée générale ou locale, suivant l'âge et la force du sujet ; purgatifs, calomel, frictions avec l'onguent napolitain belladoné. On aurait recours à l'emploi d'un collyre au sulfate neutre d'atropine pour éviter l'oblitération de la pupille, en cas d'iritis, ou la hernie de l'iris, s'il y avait menace d'une perforation de la cornée vers son centre. L'œil ne doit pas être abrité par un bandeau ; cet appareil l'échauffe, empêche l'évaporation des larmes et en gêne le cours. En s'accumulant sous les paupières, les larmes acquièrent des propriétés irritantes, qui peuvent devenir ainsi une cause de phlegmasie. Un simple carré de soie noire flottant devant l'œil n'a pas ces inconvénients ; c'est son usage que l'on recommandera.

Existe-t-il une hernie de l'iris, la conduite à tenir variera suivant qu'elle sera récente ou ancienne, qu'elle siégera près de la périphérie ou vers le centre de la cornée. Quand la hernie est tout à fait récente, quel que soit son siége, le moyen auquel on doit tout d'abord recourir consistera à frotter la paupière supérieure sur la cornée, pour exposer ensuite brusquement l'œil à une lumière assez vive; la contraction de la pupille ainsi provoquée peut suffire à dégager l'iris.

Si, après avoir répété plusieurs fois cette manœuvre, on n'obtenait pas de succès, on tenterait la réduction avec un stylet mousse ; mais, pour peu qu'on éprouvât de difficultés, il ne serait pas prudent d'insister ; mieux vaut alors abandonner les choses à leur cours naturel.

Dans le cas où la hernie avoisine le centre de la cornée, on joindra à ces moyens des instillations d'atropine.

La réduction n'étant plus possible lorsque l'accident date de plusieurs jours, on se contentera d'exciser ou de toucher, avec la pointe d'un crayon de nitrate d'argent, la portion exubérante.

La cataracte traumatique, pouvant se résorber spontanément, sera traitée par l'expectation pendant assez longtemps, deux mois au moins. Mais on devra se décider pour l'opération, lorsqu'il se manifestera des symptômes de compression intra-oculaire, faisant redouter le développement d'une irido-choroïdite, ou s'il arrivait que la résorption tardât trop à s'effectuer. Dans le premier cas, on pratiquerait l'extraction linéaire ; dans le second, la discision de la capsule.

La luxation sous-conjonctivale du cristallin ne sera opérée que trois semaines après l'accident, afin de permettre à la plaie sclérotícale de se cicatriser, sans quoi l'œil courrait le risque de se vider. L'opération est des plus simples : elle consiste à inciser la partie de la conjonctive qui entoure la tumeur.

Le phlegmon oculaire, au début, sera soigné par les antiphlogistiques ; mais dès qu'apparaissent les signes caractéristiques de l'établissement de la suppuration, il faut agir de la même manière qu'envers un abcès de toute autre partie du corps, c'est-à-dire ouvrir largement le globe oculaire et ne pas attendre sa rupture spontanée. On abrége ainsi la durée de la maladie et on garantit les jours du sujet, tout en lui épargnant d'horribles souffrances.

Les corps étrangers du globe oculaire doivent être extraits, s'ils sont visibles et ne se trouvent pas enfouis trop profondément. Ceux qui occupent les couches superficielles de la cornée sont retirés à l'aide d'une pince, s'ils font saillie à la surface de cette membrane; ou sont délogés avec un instrument pointu: bistouri, couteau à cataracte, etc., etc., s'ils ne proéminent pas suffisamment au dehors.

Quand le corps étranger est situé dans les couches profondes de la cornée, on le met à découvert par une incision à la membrane, ce qui permet de le saisir ensuite avec une pince.

Il arrive parfois, lorsque le corps étranger est trop rapproché de la face interne de la cornée, que ces tentatives le font tomber dans la chambre antérieure; pour remédier à cet inconvénient, M. A. Desmarres a apporté dans le procédé une ingénieuse modification qui lui a constamment réussi; elle consiste à introduire, dans la chambre antérieure, un couteau lancéolaire que l'on appuie par son plat contre la face interne de la cornée, au niveau du corps étranger, de façon à lui servir de point d'appui. L'opération est ensuite achevée comme précédemment.

Obs. CII. — André M., âgé de 23 ans, ajusteur mécanicien, le 5 *novembre* 1865, en burinant un morceau de fonte, reçut dans l'œil droit un éclat d'acier.

Le 15 *novembre*, on constate : la présence d'un corps étranger dans les couches profondes de la cornée, près de son bord externe.

*Opération.* Le malade est couché sur le dos; un premier aide maintient les paupières écartées avec des élévateurs, et un second aide fixe l'œil avec une pince. L'opérateur introduit, dans la chambre antérieure, un couteau lancéolaire et l'appuie au-dessous du corps étranger, qu'il dénude avec un autre couteau lancéolaire, pour enfin l'extraire avec le même instrument, par des mouvements de levier. Pas d'issue d'humeur aqueuse.

Les corps étrangers logés dans les chambres de l'œil sont libres ou adhèrent à l'une des parois : cornée, iris, cristallin. Pour les extraire, on pratique une incision à la cornée et on les retire avec une pince.

Obs. CIII. — D., garde particulier, âgé de 16 ans, le 11 juin 1865, en s'amusant à faire partir des capsules avec un fusil de chasse, eut l'œil droit blessé par un éclat.

Le 13 *juin*, on aperçoit un fragment de capsule fixé à la partie supérieure et interne de l'iris. Le corps étranger avait pénétré par la partie inférieure de la cornée, où existe une petite plaie. Pas d'inflammation.

*Opération.* Plaie linéaire de la cornée à la partie supérieure et externe; introduction dans la chambre antérieure d'une pince droite et extraction du corps étranger. Celui-ci est ovalaire et mesure 4 millimètres de longueur sur 3 de largeur. Dans le premier temps de l'opération, au moment du retrait du couteau, l'iris fit hernie par la plaie faite par le corps étranger; cette hernie s'est réduite d'elle-même.

16 *juin.* Guérison. Le cristallin présente un commencement d'opacification.

En cas d'ophthalmie sympathique, le traitement médical est impuissant; on n'a qu'un seul espoir d'arrêter les progrès du mal: c'est en extirpant ou excisant l'œil blessé. L'excision, étant plus favorable pour l'application d'un œil artificiel, sera préférée à l'énucléation.

---

# CONCLUSIONS

1° Les érosions de la cornée, négligées ou mal soignées, amènent une série d'accidents graves, ayant pour résultat la perte de l'organe de la vision.

2° Ces accidents ont un cachet particulier qui est caractéristique.

3° Ils consistent dans une ulcération caséiforme de la cornée, accompagnée d'iritis et d'hypopyon.

4° Cette ulcération prend son point de départ à l'endroit lésé, et si elle n'est pas entravée dans sa marche par un traitement convenable, elle envahit de proche en proche toutes les couches de la cornée, tant en surface qu'en profondeur, de façon à déterminer finalement la perforation de cette membrane.

5° Les plaies qui intéressent simultanément la cornée et la sclérotique offrent un caractère spécial de gravité.

6° Elles semblent avoir, pour résultat constant, l'atrophie du globe oculaire.

7° Les plaies du cristallin ne produisent pas, dans tous les cas, l'opacité de la lentille.

8° La condition essentielle à la manifestation de ce phénomène est le contact de l'humeur aqueuse avec la substance cristallinienne.

9° Il n'existe pas dans la science d'observation probante de cataracte traumatique sans lésion de la capsule.

10° La cataracte traumatique est due au dérangement des molécules du cristallin, par l'interposition entre elles de l'humeur aqueuse.

11° Elle disparaît spontanément par résorption ou par retour de la lentille à la transparence.

12° La résorption est *complète*, c'est-à-dire s'opère sur tous les éléments à la fois; ou elle est *imparfaite*, et, dans ce cas, elle s'empare seulement des parties liquides, abandonnant les portions solides, carbonate et phosphate calcaires, qui se déposent de manière à constituer une variété de cataracte dite : *cataracte solide, calcaire, phosphatique*, etc., etc.

13° Une plaie du globe oculaire, quoique n'intéressant aucune des parties vasculaires de cet organe, peut être suivie d'une hémorrhagie à peu près aussi inquiétante et difficile à arrêter que celles qui compliquent les blessures de toute autre région du corps.

14° Cette hémorrhagie tient à la rupture des vaisseaux qui occupent la couche externe de la choroïde.

15° Les parois de ces vaisseaux sont très-probablement atteintes de quelque dégénérescence.

16° Aucune des raisons proposées pour expliquer l'apparition du délire nerveux chez certains opérés de la cataracte n'est satisfaisante. Jusqu'à présent, on doit s'en tenir en tout point aux idées de Dupuytren.

17° Le tétanos peut être la conséquence d'une plaie de la cornée.

18° L'ophthalmie sympathique est une phlegmasie à marche lente du système irido-cyclo-choroïdien.

19° Pour qu'elle se développe, il faut que l'œil blessé présente une altération inflammatoire d'une des parties de ce système.

20° Les causes prédisposantes de cette affection sont à connaître.

21° Toutefois, les constitutions vigoureuses, ou toutes les causes susceptibles d'augmenter la richesse de l'organisation, paraîtraient contribuer à son développement.

22° L'enfance n'en est pas préservée.

23° Le pronostic est très-grave ; l'atrophie de l'œil en est le résultat, si on ne parvient à enrayer sa marche constamment progressive et envahissante.

24° Le traitement médical est sans influence sur cette affection.

25° On ne peut en arrêter les progrès que par l'extirpation ou l'excision de l'œil blessé.

# TABLEAU ANALYTIQUE

DES OBSERVATIONS NOUVELLES RAPPORTÉES DANS CE TRAVAIL,
AVEC INDICATION DES SOURCES OU ELLES ONT ÉTÉ PUISÉES

| NUMÉROS | PAGES | DIAGNOSTIC | RECUEILLIES | |
|---|---|---|---|---|
| I | 16 | Plaie de la conjonctive avec un couteau. | Clinique A. Desmarres. | |
| II | 17 | Plaie de la conjonctive par une pioche. | — | — |
| III | *Ib.* | Déchirure de la conjonctive. Coloboma de la paupière supérieure par un coup de fouet. | — | — |
| IV | *Ib.* | Plaie perforante de la paupière et non pénétrante de la sclérotique par un fragment de vitre. | — | — |
| V | 18 | Plaie non pénétrante de la sclérotique par une baguette de feu d'artifice. | — | — |
| VI | 20 | Abrasion de la cornée par un éclat de fer. Iritis commençante. | — | — |
| VII | *Ib.* | Abrasion de la cornée par un brin de gerbes. Iritis commençante. | — | — |
| VIII | 21 | Ulcération caséiforme de la cornée avec iritis et hypopyon, suite d'érosion de la cornée par un fragment de pierre. | — | — |
| IX | *Ib.* | Ulcération caséiforme de la cornée avec iritis et hypopyon, suite d'érosion de la cornée par un grain de fonte. | — | — |
| X | *Ib.* | Ulcération caséiforme de la cornée avec iritis et hypopyon, suite d'érosion de la cornée par une plume métallique. | — | Sichel. |
| XI | *Ib.* | Ulcération caséiforme de la cornée avec iritis et hypopyon, suite d'érosion de la cornée par des féveroles. | — | A. Desmarres. |
| XII | *Ib.* | Ulcération caséiforme de la cornée avec iritis et hypopyon, suite d'érosion de la cornée par une pierre. | — | Sichel. |
| XIII | *Ib.* | Ulcération caséiforme de la cornée avec iritis et hypopyon, suite d'érosion de la cornée par du plâtre. | — | A. Desmarres. |
| XIV | 22 | Ulcération caséiforme de la cornée avec iritis et hypopyon, suite d'érosion de la cornée par épi de blé. | — | — |

| NUMÉROS | PAGES | DIAGNOSTIC | RECUEILLIES |
|---|---|---|---|
| XV | 22 | Ulcération caséiforme de la cornée avec iritis et hypopyon, suite d'érosion de la cornée par épi de blé. | Clinique A. Desmarres. |
| XVI | *Ib.* | Destruction de l'œil, conséquence d'une blessure avec un épi de blé. | — — |
| XVII | 23 | Brûlure de la coque oculaire, à l'union de la cornée et de la sclérotique par une étincelle de feu. | — — |
| XVIII | *Ib.* | Brûlure de la cornée par de l'acier fondu. | — — |
| XIX | *Ib.* | Brûlure de la conjonctive et de la cornée par de la fonte. | — — |
| XX | 24 | Brûlure de la conjonctive par l'acide nitrique. | — — |
| XXI | *Ib.* | Brûlure de la conjonctive et de la cornée par du vinaigre. | — — |
| XXII | 26 | Brûlure de la cornée par de la chaux éteinte. | — Sichel. |
| XXIII | *Ib.* | Brûlure de la conjonctive et de la cornée par du ciment. | — A. Desmarres. |
| XXIV | *Ib.* | Brûlure de la conjonctive et de la cornée par de la soude. | — Sichel. |
| XXV | 27 | Brûlure de la conjonctive et de la cornée par une lessive de sel de chaux et de soude. | — A. Desmarres. |
| XXVI | 29 | Infiltration sous-conjonctivale de l'humeur aqueuse, à travers l'ouverture d'une cicatrice ancienne du globe oculaire. | — Sichel. |
| XXVII | *Ib.* | Plaie de la cornée, hernie de l'iris. | |
| XXVIII | 30 | — — — — | — A. Desmarres. |
| XXIX | *Ib.* | — — — — | — — |
| XXX | 34 | Plaie pénétrante de la sclérotique. | — — |
| XXXI | 35 | Plaie de la sclérotique, hernie de la choroïde et de l'iris. | — — |
| XXXII | 37 | Piqûre de la région ciliaire; fonte purulente de l'œil. | — — |
| XXXIII | *Ib.* | Plaie de la cornée et de la sclérotique, atrophie. | — Sichel. |
| XXXIV | 38 | Plaie de la cornée et de la sclérotique. Issue du cristallin et du corps vitré. Atrophie. | — A. Desmarres. |
| XXXV | *Ib.* | Plaie de la cornée et de la sclérotique, hernie de la choroïde et de l'iris. Atrophie. | — A. Desmarres. |
| XXXVI | 39 | Plaie de la cornée et de la sclérotique. Atrophie. | Tiré des registres d'observations de la clinique A. Desmarres. |
| XXXVII | *Ib.* | Plaie de la cornée et de la sclérotique. Cataracte traumatique, opération par extraction linéaire; iritis. Atrophie. | Clinique A. Desmarres. |
| XXXVIII | 42 | Plaie de la sclérotique, hernie et décollement de l'iris; opacité commençante du cristallin. | — Sichel. |
| XXXIX | *Ib.* | Plaie de la cornée, décollement et hernie de l'iris. | — A. Desmarres. |

| NUMÉROS | PAGES | DIAGNOSTIC | RECUEILLIES |
|---|---|---|---|
| XL | 42 | Kyste de l'iris. | Clinique A. Desmarres. |
| XLI | 45 | Plaie à l'union de la cornée et de la sclérotique, cataracte traumatique. | — — |
| XLII | *Ib.* | Plaie de la cornée, hypopyon. Cataracte traumatique. | — — |
| XLIII | *Ib.* | Plaie de la cornée et de la sclérotique, hernie de l'iris, cataracte traumatique. | — Sichel. |
| XLIV | 46 | Piqûre de la cornée. Cataracte traumatique. | — A. Desmarres. |
| XLV | *Ib.* | Piqûre de la cornée. Cataracte traumatique. | — — |
| XLVI | *Ib.* | Plaie en zigzag de la cornée et de la sclérotique. Hernie de la choroïde. Cataracte traumatique. Opération. | — — |
| XLVII | 47 | Plaie de la cornée et de l'iris. Cataracte traumatique. Opération. | — — |
| XLVIII | *Ib.* | Plaie de la cornée. Hernie de l'iris. Fistule de la chambre antérieure. Cataracte traumatique. Opération. | — — |
| XLIX | 48 | Cataracte traumatique. Retour du cristallin à la transparence. | Communiquée par M. A. Desmarres. |
| L | 49 | Fragments de capsule dans le cristallin. Cataracte traumatique. Retour de la lentille à la transparence. | Communiquée par M. A. Desmarres. |
| LI | 52 | Luxation sous-conjonctivale du cristallin. | Communiquée par M. A. Desmarres. |
| LII | *Ib.* | Luxation sous-conjonctivale du cristallin. | Recueillie à l'hôpital Saint-Antoine, dans le service de M. le professeur Jarjavay. |
| LIII | 53 | Rupture du globe oculaire par un coup de corne de vache. | Clinique A. Desmarres. |
| LIV | 54 | Rupture de la sclérotique ; hémophthalmie. | — — |
| LV | *Ib.* | Rupture de la sclérotique ; apoplexie du corps vitré. | — Sichel. |
| LVI | *Ib.* | Plaie étendue des paupières et de la sclérotique. Hyphéma. | — A. Desmarres. |
| LVII | 55 | Plaie de la cornée. Apoplexie du corps vitré. | Recueillie à l'hôpital Beaujon, dans le service de M. le professeur Jarjavay. |
| LVIII | 56 | Plaie de la cornée, hernie de l'iris. Hyphéma. Décollement de la rétine. | Clinique A. Desmarres. |
| LIX | *Ib.* | Plaie de la cornée. *Tremulus* iridien : corps flottants du corps vitré. Décollement de la rétine. | — — |
| LX | 57 | Rupture du globe oculaire par un coup de poing. | — — |
| LXI | 58 | Ophthalmie traumatique. | — Sichel. |
| LXII | 59 | Plaie de la cornée. Iritis traumatique. | — A. Desmarres. |
| LXIII | 60 | Plaie de la cornée. Iritis traumatique. | — — |

| NUMÉROS | PAGES | DIAGNOSTIC | RECUEILLIES |
|---|---|---|---|
| LXIV | 60 | Irido-choroïdite traumatique. | Clinique A. Desmarres. |
| LXV | 61 | Plaie de la région ciliaire. Décollement de la rétine. Irido-choroïdite suppurative. | — — |
| LXVI | *Ib.* | Irido-choroïdite traumatique. | — — |
| LXVII | *Ib.* | — — | — — |
| LXVIII | 62 | — — | — — |
| LXIX | 63 | Ophthalmite traumatique propagation de l'inflammation à l'encéphale par le nerf optique; mort; autopsie. | Recueillie à l'hôpital Saint-Antoine, service de M. le professeur Jarjavay. |
| LXX | 66 | Hémorrhagie à la suite d'opération de cataracte. | Clinique A. Desmarres. |
| LXXI | 67 | Hémorrhagie au début d'une opération de staphylotomie. | — — |
| LXXII | 74 | Corps étranger de la sclérotique. | Recueillie à l'hôpital des Cliniques, service de M. le professeur Nélaton. |
| LXXIII | 75 | Ophthalmie traumatique. | Clinique A. Desmarres. |
| LXXIV | 76 | Paillette métallique dans le cristallin, cataracte traumatique; retour momentané du cristallin à la transparence. | Tirée des registres d'observations de M. A. Desmarres. |
| LXXV | 77 | Plaie de la cornée. Luxation du cristallin dans la chambre antérieure. Corps étranger et apoplexie du corps vitré. | Clinique A. Desmarres. |
| LXXVI | 78 | Corps étranger dans le globe oculaire, irido-choroïdite. Opération. | Recueillie, au début, à la clinique A. Desmarres et ensuite à l'hôpital des Cliniques, service de M. le professeur Nélaton. |
| LXXVII | 79 | Fragment de capsule dans la macula. | Communiquée par M. A. Desmarres. |
| LXXVIII | 80 | Blessure de l'œil par une explosion de mines. | Clinique Sichel. |
| LXXIX | 81 | Blessure du globe oculaire par une explosion de mines. Perforation de la cornée, cataracte traumatique. Iritis. | — — |
| LXXX | *Ib.* | Blessure des deux yeux par explosion de mines. Grains de poudre dans la conjonctive et la cornée cataracte traumatique à l'œil gauche. | — A. Desmarres. |
| LXXXI | 82 | Blessure de l'œil par une explosion de mines. Perforation de la paupière supérieure et de la sclérotique dans un point correspondant. Luxation du cristallin cataracté et en partie résorbé. Epanchement de sang dans la chambre et le corps vitré. Atrophie. | — Sichel. |
| LXXXII | 83 | Blessure du globe oculaire par un pétard. Plaie non pénétrante de la sclérotique. Hyphéma. Luxation et opacité du cristallin; synchysis. | — A. Desmarres. |

| NUMÉROS | PAGES | DIAGNOSTIC | RECUEILLIES |
|---|---|---|---|
| LXXXIII | 83 | Blessure de l'œil par un pétard. Plaie de la cornée. Cataracte traumatique. Irido-choroïdite suppurative. Atrophie. | Clinique A. Desmarres. |
| LXXXIV | 84 | Blessure de l'œil par un pétard. Epanchement de sang dans la chambre et le corps vitré. Luxation et opacité du cristallin. | — — |
| LXXXV | 85 | Grain de plomb dans l'œil. | — — |
| LXXXVI | 87 | Corps étranger de la cornée. | — — |
| LXXXVII | 88 | Corps étranger dans le corps vitré. | — Sichel. |
| LXXXVIII | *Ib.* | Eclat de capsule dans le globe oculaire. Irido-choroïdite. Atrophie. Extraction du corps étranger. | Le malade, objet de cette observation, a été suivi dans les cliniques de MM. Sichel et A. Desmarres et à l'hôpital Beaujon, service de M. le professeur Jarjavay. |
| LXXXIX | 90 | Ophthalmie sympathique. | Tiré des registres d'observations de la clinique A. Desmarres. |
| XC | *Ib.* | — — | Clinique A. Desmarres. |
| XCI | 91 | — — | — — |
| XCII | *Ib.* | — — | — — |
| XCIII | 92 | — — | — — |
| XCIV | 93 | — — | — — |
| XCV | *Ib.* | — — | — — |
| XCVI | 109 | Plaie de la cornée et de la sclérotique. Atrophie de l'œil. | — — |
| XCVII | *Ib.* | Plaie de la cornée et de la sclérotique. Atrophie de l'œil. | — — |
| XCVIII | *Ib.* | Plaie de la cornée et de la sclérotique. Atrophie de l'œil. | — — |
| XCIX | *Ib.* | Plaie de la cornée et de la sclérotique. Atrophie de l'œil. | — — |
| C | *Ib.* | Plaie de la cornée et de la sclérotique. Atrophie de l'œil. | — — |
| CI | 110 | Plaie de la cornée et de la sclérotique. Atrophie de l'œil. | — — |
| CII | 113 | Corps étranger des couches profondes de la cornée. Extration. | — — |
| CIII | *Ib.* | Corps étranger de l'iris. Extraction. | — — |

# TABLE DES MATIÈRES

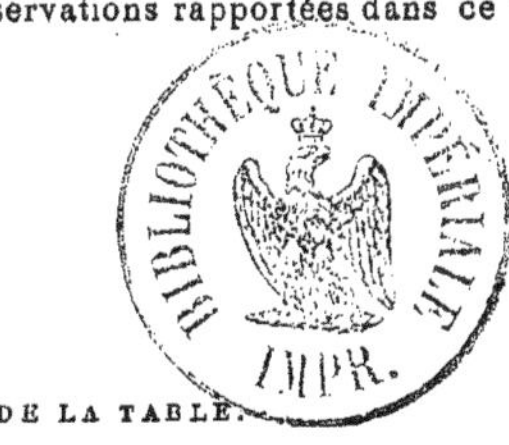


FIN DE LA TABLE.

ERRATUM.—Page 36, note 2, au lieu de 186, *lisez* 1850.

www.ingramcontent.com/pod-product-compliance
Ingram Content Group UK Ltd.
Pitfield, Milton Keynes, MK11 3LW, UK
UKHW020237220726
13923UKWH00002B/702

9 782019 248789